はじめに

「たいしたことはないんだけどさ……」

この口調で話が始まるのは、大抵、その人の本当に解決したいテーマについて口火が切られるときです。

「この前の○○さんのフェイスブックの投稿なんだけどね……」
「友人の○○がこんなこと始めたんだけど……」
「妻（夫）のことなんだけど……」

自問自答しているようなこれらのフレーズが口をついて出るのは、考えても考えても答えが出ないちょっとした、でも実はずっと心に引っかかっている悩みについて、ふと心を開いて本音の話が始まるときです。

僕（河合）はパーソナルコンサルタントとして数多くの大成功を収められる経営者やプ

ロフェッショナルの方々の「本音」を相談される機会に立ち会ってきました。しかし、このような話は、ミーティング後に会議室を出てエレベーターホールまで見送ってもらう途中だったり、会食が終わった後に「もう1杯だけ飲まない？」と誘われたときだったり（もちろん、1杯では終わらない話になるのですが）、ふとしたときに始まるのです。

奥さんや旦那さんとの関係、子供との関係、部下との関係、止まらない欲望……。人生の大先輩たちも、私たちと同じように、様々な葛藤を秘めているのです。

書籍『破天荒フェニックス』（幻冬舎）の著者であり、メガネ業界を牽引されるＯＷＮＤＡＹＳの田中修治社長は、ご自身のブログで次のようなメッセージを綴られています。

ぼくは今まで人の何百倍も努力をして
お金を人一倍稼ぎ
その甲斐あって
奥さんや子供たちに
平均的な家庭よりも
割といい暮らしをさせて
あげられるようになった。

（中略）

でも、いざその生活を手に入れてみたところで
奥さんも子供も
あまり幸せそうにしてくれていなかった。

家族はぼくが仕事、仕事でほとんど家に帰らず
広い家にポツンと待っている時間は
とても寂しくて全然幸せじゃなかったのだ。

ある日、息子が小学校にあがったばかりの頃
彼がぼくにボソっと言った言葉がぼくの目を覚ましてくれた。

「ゲームやおもちゃをたくさん買ってくれるのは嬉しいけど
運動会や習い事の発表会に自分だけお父さんが見に来てくれていないのが一番寂しい。
それならゲームなんて要らないし広い家もいらないから運動会にきて欲しい。

友達のお父さんのように一緒にキャンプに連れて行ってほしい」

彼はとても悲しそうな顔をしてそう呟いた。

それこそ、ぼくは家族を「幸せにしよう」として頑張り続けてきた。
経済的に不自由な暮らしをさせないことが
もっとも大事な家族の「幸せ」だろうと信じてきた。

でも、その気持ちも受け取った側からすれば
「おまえの幸せの基準を押し付けんな」ということだったのだ。

こんな広い家になんて住まなくて良いし
高級なレストランの食事よりも
家族が毎日揃って、お母さんの作った料理を笑いながら皆んなでつつける時間こそ
ぼくの家族が一番欲しかったものだったのだ。

『OWNDAYSの社長のブログ』「「幸せ」という名の不幸の呪文」
https://ameblo.jp/shuji7777/entry-12570947440.html

僕はこの文章を読んだときに、「僕が出会ってきたたくさんのトップリーダーの方々が抱える悩みを、的確に表現されている！」と感じたのです。

昨今、著名な起業家が次々に自分自身で創業した会社を自らが退任するというニュースを何度も耳にするようになりました。しかしそれは、僕にとってはとても納得がいくものでした。それは私たちが、「本当は気がついているけれども、気がつかないフリをして、自分に科した目標にひたすら挑み続ける戦い」に違和感を覚え、向き合い、本来の自分の取り組む使命や自然体で過ごす生き方に転換し始めているからなのではないでしょうか。

一度掲げた目標を諦めずにやり続けることは、もちろん尊く素晴らしいものです。しかし、そのモチベーションが、誰かに負けないように、そして自分の価値や正しさを証明するところにあり、そのために必死に努力を続けていたとしたら、「ゴール（終わり）」は永遠に訪れません。「比較」や「正しさを証明する」モチベーションには瞬発力はありますが、持続力に欠けます。欠けるならまだ良いほうです。違和感に気がつきながらも、そんな心の声を押し殺してスピードを緩めずに突き進み、気がついたときには身体の異変が出始めたり、急な身体やメンタルの不調を訴えるようになるのです。私は、そのような場面を幾度となく目の当たりにしてきました。

僕たちはこのように挑戦し続ける方の力になりたいという願いを込めて、2018年12月にこの本の共著者でもあるナミ・バーデンさんと『世界中の億万長者がたどりつく「心」の授業』（すばる舎）という書籍を出版しました。

その本の中で、モヤモヤやイライラした「苦悩の心の状態」から、すっきりクリアな「美しい心の状態」になるための「4つのステップ」というメソッドを紹介しました。出版後は本当にたくさんの方からのご感想をいただきました。現代のネット社会では、遠い場所にいる著者がひとつのウェブ上で執筆活動を繰り広げたり、読者の皆様とすぐにつながることができたりと、とても便利なものです。しかし、「便利さ」と共に、苦悩の状態に陥りやすい環境であるということも、読者のみなさんとの対話の中で感じました。

また、書籍『「心」の授業』は分かりやすさに重きを置いたがゆえに、そのメソッドやアイデアのより奥にあるメカニズムを述べきれなかった部分もありました。また、具体的な深い悩みや葛藤の解消の仕方を教えてほしい、という要望もたくさんいただきました。

そこで本書では、その中でも多かったテーマを11のレッスンにまとめました。初めて「心の学び」について学ばれる方から、徹底的に自分に向き合ってきたエキスパートの方まで、皆さんが理解できるように、段階を追って「心のメカニズム」や「心の癖」について解説し、より本質的に「苦悩からの解放」を実現できる内容となります。

そのために、僕たちがたくさんの学びをいただいたクリシャナラジ先生にも執筆に加わっていただきました。より「心」についての核心に迫ることができたと思います。

本書はインドのコンシャスネスの講師であるクリシャナラジ先生がレッスン1、レッスン2、レッスン9、レッスン10、レッスン11を主に執筆し、ハワイ在住のナミ・バーデンさんがその翻訳を手がけました。またそれ以外のレッスン3〜レッスン8はナミ・バーデンさんが執筆しています。僕、河合は日本やインド、アメリカの情勢を視野に入れながら、「はじめに」と「序章」、各レッスンの「まとめ」を執筆するとともに、全体のナビゲーターとしてこの本の執筆に関わっています。

アメリカ英語のナミさんと、インド英語のクリシャナラジ先生と一緒に会話をしていると、日本語に直訳するだけでは意味合いが違う言葉がたくさんあることに気づきます。

例えば、「マインド」という言葉ひとつにしても、日本語では「心、メンタル、ハート、精神、意識」といった意味で混同しながら、ビジネスシーンでも頻繁に使われています。

しかし、英語では「頭で考えること、思考」となり、精神や意識とは違うものとして扱われます。そして英語で言うところの「マインド」は「コンシャスネス」を学ぶ上では相反する性質のものです。つまり、「マインド＝心」ではなく、「マインド＝意識」でもありません。とりあえず今は、**「マインド＝頭だけで考えること」**と考えてもらって結構です。

目に見えない「心の状態」を少しでも分かりやすくするように、「コンシャスリーダー診断チェック」や、忙しい方でも短時間で効果を感じていただけるメディテーション（瞑想）のエクササイズも厳選し、巻末に掲載しました。また、次ページには本書の使い方や特有の言葉の定義をまとめました。読みとばしていただいてもかまいませんので、必要に応じてご参照ください。世界のエリートも実践する心の磨き方を、ぜひ一緒にマスターしていきましょう。

本書の使い方

●本書は、**皆様の人生の旅をサポートする「道しるべ」**として使用してください。あなたが人生を歩んでいく途中で、つまずいてしまったときや、苦悩に陥ってしまったときなど、必要なときに再度確認してみてください。この本で紹介している知恵は、そのときあなたの「道しるべ」となって、進むべき方向を示してくれるはずです。そして、以前は分からなかったことでも、経験を積んだ後の自分が読むことで、初めて大きな気づきを得ることができます。

●**本書を読みながら、気づきをノートに書き留めていってください。**自分の気づきを通して学ぶ、ということがコンシャスネスのレッスンです。本書で紹介されている数々の知恵は、頭でのみ考え、暗記するだけでは自分自身のものにはなりません。本書でご紹介しているものをやみくもに「信じる」のではなく、まずは「疑ってかかる」ことが大切です。まずは「本当かなぁ」と疑い、自分の経験と照らし合わせてください。内観を通して自分の中で「気づき」を得たとき、初めて自分のものになります。そして、ひとたび自分の中で気づきを得ると、それは一生失うことはないのです。

言葉の定義

本書を読み進める上で、今まで私たちが混同しながら使ってしまっているカタカナ英語を、「新しい言葉」として捉えていただければと思います。以下に混同しやすい言葉の定義リストを作りましたが、すべてを覚える必要はありません。私たちが普段使用している言葉と混同しないようにするためには、どこかの書物で学んできたことをひとまず置いておき、ここでは真っ白な状態でコンシャスネスの授業に取り組んでいただきたいと思います。この本を読み進めていくことでひとつひとつ理解ができるようになっていますので、ここではあえて簡潔に記載しておきます。

【MIND】　マインド＝頭で考えること。思考。マインドの中に思考が生まれ、感情が生まれる。
【BODY】　身体＝物質的な身体のこと。
【CONSCIOUSNESS】　コンシャスネス＝直訳すると「意識」。詳しくは本書で説明します。
【EGO-SELF】　エゴセルフ＝自分はこういう人である、という自分がマインド（頭）で考えている自分の姿。アイデンティティー。理想像も含む。分け隔てる性質を持っており、これがあると心がつながらない。
【ACHIEVE】　達成＝シンプルに目標に向かって努力し、それが現実になること。
【SUCCESS】　成功＝周りと比較したり過去の自分と比較しながら、エゴセルフによって作られた自分の理想像に近づくこと。

目次

Lesson 2 苦悩を引き起こす真の正体とは?

難易度 ★☆☆☆☆

Lesson 3 執着を手放す3つの質問

難易度 ★★☆☆☆

編集協力／川松佳緒里
カバーデザイン／幡野元朗
本文デザイン・DTP／鰹谷英利
本文イラスト／馬野雅人

序章

知っているだけで大きな差がつく心の磨き方とは？

素晴らしい結果を出し続けるリーダーに共通する「向き合う力」とは？

「自分でも驚くほど冷静な自分がいるんだよね」

2020年の新型コロナウイルスの世界的なパンデミックは、全人類の生活を根底から覆しました。その最中、ある経営者は、このように僕（河合）に話をしてくださいました。

「コロナはいつ収まるのだろうか」「自分や家族、社員が感染してしまったらどうしよう」「営業活動はいつから再開できるのだろうか」「仮に自分たちだけ再開しても、周りの目が気になる」「そもそもお客様だって誰もお店に来たがらない」「いったい何をすればいいのだろうか……」

これは、多くの経営者やビジネスパーソンに共通の悩みだと思います。

しかしそんな中でも、コンシャスネス（意識）の学びを実施されている方々は、実は違う観点から、すべてを見越した心の状態で、この現状を見ていることに気がついたのです。

ある老舗企業の経営者の方は、次のようなお話をしてくれました。人生の大先輩とも言える方で、斬新なアイディアを生み出すことに長けており、常に自分と向き合うことを徹底されておられる素晴らしい方です。

「店舗も数十店ある。お客さまは半減どころじゃない。入社式だって行えない。さすがに俺もビビるかと思ったんだけど、本当に冷静な自分がいるんだよ。

恐らくコロナは長引く。もちろん早く収まればそれに越したことはないけど、最悪を想定して、今できることを考える。ふと不安もよぎるけど、そんな思考や感情は『気づく』だけでいい。そして、そのまま流す……。これって、コンシャスネスの学びを知らなかった3年前だったら『よく分かんねぇよ!』って言ってただろうけど、今は本当に動じないんだ。だって、よく考えたら、先代たちは戦争だって乗り越えてきたんだ」

業績のことや、店舗の行方、そして大勢の社員のことを考えれば、想像を絶するような大変な現状でしょう。しかし、コンシャスネスについて学んできたことで、経営者である自分自身がネガティブな感情や思考に惑わされずに、澄んだ目で物事を捉えることができるとおっしゃるのです。

また、日本にてインドの先生からコンシャスネスについて学んだ、もう一人の経営者の方はこうお話をしてくださいました。彼は日本中に店舗を持ち、地域やお客様から絶大なる信頼を得ている経営者のおひとりで、何千人という社員を抱えています。非常に厳しい状態のはずです。

「僕は今まで、売上を上げて、規模を拡大することが自分の使命だと感じていた。成長するのが当たり前で、数字が自分の成功の証だった。どれだけの犠牲があって今があるのか。自分の正しさはこうやって証明し続けられる。独立した社員もいたけど、辞めてみて初めて社長の大変さに気づいたって言う。そのくらい、経営者として勝ち続けるのは大変なことだし、だからこそ成功し続けるのは偉大なことだ。僕は今まで本気でそう信じてきたし、多分今でもそう思ってる経営者って多いと思う。

でも、河合くん、それじゃあ社員も家族も苦しくなるし、何よりその人自身が苦しいよね。コロナで何もできない時間が続いて、忘れかけてたコンシャスネスの学びを思い出したんだ。そして自分と向き合って、気がついたことがある。自分の外側にあるものを得ることが成功じゃなくて、自分の心にまっすぐに向き合って、僕の人生のために今できることをやる。それだけなんだ」

コロナの影響で、経営が厳しいことは誰もが感じています。お金を失った方、プロジェクトを断念した方、仕事を失った方、愛する家族や知人を亡くした方など、非常に多くの方が苦しい立場に置かれました。どんな苦境に置かれても、人は新たな環境の中で最善の道を選び、前を向いて力強く歩んでいかなければなりません。しかし、その状況に対しての捉え方や考え方は、人それぞれまったく違う反応だったのではないでしょうか。

どんどん変化を遂げていく現実を目の当たりにして、ネガティブな感情に押しつぶされそうになりながら、決断をする勇気が出せずに苦しい思いをし続ける人もいれば、同じような状況下で、素早く物事を判断し、新しい生活に向けて決断を下していくことができる人もいます。

「成功」を求めて頑張ってきた人がバーンアウトしてしまう人もいれば、仕事の成果を出し続け、幸せな結婚をし、素晴らしい人生を歩み続けている人がいることにも気がつきます。

この違いはどこから出るのだろう？　様々なリーダーがいる中で、「苦悩のまま頑張っているリーダー」と「幸せな飛躍をし続ける超一流のリーダー」がいるのです。

世界のエリートが学びを深める心の磨き方
「コンシャスネス」とは？

コンシャスネスとは「意識」の学びです。日本ではまだ耳慣れない言葉かもしれません。

しかし、グローバルレベルでは、大変人気のある学びの1つです。

米国最大手の自然食品店ホールフーズ・マーケットのCEOであるジョン・マッキー氏は、2013年に出版された彼の著書『コンシャス・キャピタリズム』[*1]で、パタゴニア、スターバックス、コストコ、そしてイケアなどの大手企業のCEOがなぜコンシャスネスの学びをし、それを彼らはどのように経営に取り入れているのか、ということを紹介しています。

アメリカのテレビパーソナリティー&慈善家のオプラ・ウィンフリーさんは、コンシャスネスの学びが人生を幸せに生きていく上で非常に大切であることを、著書やテレビ番組で紹介しています。また、精神世界分野の著者であるエックハルト・トール氏は、彼の著書『The Power of Now』[*2]でコンシャスネスの学びについて詳しく説明しており、彼の書籍は『ニューヨーク・タイムズ』のベストセラーとして一躍有名になりました。

コンシャスネスの学びをしているリーダーと、「コンシャスネスなんて、聞いたことも学んだこともない」というリーダーの生き方には、天と地の差が生まれます。

コンシャスネスの学びをしていない人たちは、知らない間に苦悩に陥り、その状態のまま行動に移り、それなりの結果で日々が過ぎ去っていきます。がむしゃらに働いて富と名声を手に入れたはずの人が急にポキッと折れてしまうのも、心の状態に無意識に生きてきたことが起因しています。「苦悩にどっぷり漬かりながら努力するのは『成功』を収めるための代償である」とばかりに、結果を出すことに必死になっている人もそうです。

コンシャスネスの学びを少しでも取り入れるだけで、同じ日常でもより穏やかに、充実感を持って過ごせるようになります。皆さんは今の時点で、どのくらい意識的に生きているでしょうか。次のリストのうち何個くらい自分に当てはまるか、数えてみてください。

＊1 "Conscious Capitalism : Liberating the Heroic Spirit of Business" John Mackey, Rajendra Sisodia (Harvard Business School Press)：日本語版『世界でいちばん大切にしたい会社　コンシャス・カンパニー』ジョン・マッキー／ラジェンドラ・シソーディア、野田稔／鈴木立哉［訳］（翔泳社）
＊2 "The Power of Now : A Guide to Spiritual Enlightenment" Eckhart Tolle (New World Library)

コンシャスリーダー診断チェック
Awareness Diagnosis Testing

1. 人との関係がうまくいかなくなることが多い。
2. 「成功」しても長続きしない。
3. つい食べすぎたり、飲みすぎたりしてしまう。
4. 「体重を減らさなきゃ」「運動しなきゃ」と思うけどなかなかうまくいかない。
5. 幸せを実感できない。
6. ネガティブな感情を感じることが多い。
7. 相手と心を通わせることができない。
8. 自分さえ耐えればいいや、と思うときがある。欲望や感情を押し込めてしまうことが多い。
9. 常にストレスを感じている。
10. 努力をしているのに、なかなか認められない。
11. やる気がでない。鬱っぽくなることがある。

12. 朝起きてもすっきりしない。
13. 常に周りと比較してしまう。
14. いつも何かに追われている感覚がある。
15. 常に不安を感じる。
16. 最近よくイライラする。
17. なかなか思い切って一歩が踏み出せない。
18. どちらかというと優柔不断である。
19. 頑張りすぎて疲れてしまう。
20. パートナーとうまくいっていない。
21. 家族との関係がぎこちない。
22. 両親と話すと、だんだんイライラしてくる。
23. 自分の部屋はごちゃごちゃしているほうだ。
24. もっとできるはずなのに、自分の可能性が発揮できていないと思う。
25. 過去にあった出来事から抜け出せないでいる。
26. 暇になるとついスマホに手が出る。
27. マルチタスクをしていないと、時間を損した気分になる。

28. つい他人を批判したり、見下したりしてしまう。
29. 自分に対して厳しいほうだ。
30. 常に人の輪の中に入っていたいと思う。
31. 集中できない。
32. 忙しすぎて自分の好きなことができていないと感じる。
33. 数多くの女性（男性）と身体の関係を持ちたいが、心の葛藤に苦しんでいる。
34. 無意識にタバコを吸っていることが多い。
35. 添加物の多いスナック菓子や食べ物を口にすることが多い。
36. ついキレてしまうことがある。
37. 将来に希望を見出せない。
38. 「人からどう見られるか」を気にして洋服を選ぶことが多い。
39. ついていないと感じることが多い。
40. 人と会うと疲れてしまう。

＊以下のＱＲコードから、オンラインで診断することもできます。
＊３０９ページにも、このテストを整理して掲載しています。

あなたはいくつくらい当てはまりましたか？　無意識に何かをしていることが多かったのではないでしょうか。１～５つだけ当てはまったという人は、すでに意識的な生き方を始めている方でしょう。また、10個以上当てはまったという人は、仕事やプライベートで、なかなか自分の器量が発揮できていないと感じているのではないでしょうか。当てはまる数が多い人ほど、無意識に生きているという傾向にあります。でも、心配することはありません。本書を読み進めていくことで、大変大きな気づきが得られ、あなたの人生はどんどん良い方向へ向かっていきます。

僕たちは人生の中で、仕事でもプライベートでも様々な問題に直面します。それと同時に「苦悩の心の状態」になります。しかし数多くの人は「苦悩の心の状態」のまま、心の中にある葛藤を見て見ぬふりをしながら頑張ってしまうのです。

問題に直面したとき、自分の不満を相手にぶつけ、相手を変えることに必死になる人もいます。物事がうまくいかなくなった果てに、仕事や趣味に没頭する人もいるでしょう。様々な問題を抱えながら夜の街を歩き回り、ストレス発散を試みる人もいます。高価なものを身の周りに置くことで、他人との格差づけを図る人もいます。自分の外側の素晴らしさをＳＮＳで誇張して発信する人もいます。自分のレベルに達していないと判断した人を見下したり、反対に必要以上に相手を敬ったりする人もいるでしょう。これらの行動はすべて、コンシャスネスの学びを知らずに過ごしてきた結果、無意識にしている行動です。

コンシャスネス（意識）について学び、その学びを活用している人を「コンシャスリーダー」と呼びます。反対に、コンシャスネスの学びをしたことのない、苦しみながら無意識に生きているリーダーのことを「アンコンシャスリーダー」と呼びます。

リーダーと言っても、何も自分が経営者だったり、何らかの組織のトップであったりする必要はありません。自分自身の人生を導いていくという意味では、誰しもがリーダーなのです。僕たちは皆、コンシャスリーダーになることができます。コンシャスリーダーになることで今挙げたような心の葛藤が起こりにくくなります。たとえ人との関係がうまくいかなくなったとしても、まずは自分の内面と向き合い、自分にとって何がいいのか、相手にとって何が最善の行動なのかを、感情に流されずに決めていくことができます。また、たとえ苦悩の状態に陥ったとしても、その苦悩を自分で解消し、自分の心をスッと切り替えていくことができます。

だからこそコンシャスリーダーは、すぐに人生のビジョンに向かって自分の力量を最大限に発揮していくことができ、素晴らしい結果を出し続けることができるのです。

しなやかな飛躍をし続けるコンシャスリーダーと、迷いながら「成功」を追い求めるアンコンシャスリーダーの違い

	コンシャスリーダー	アンコンシャスリーダー
1	「今ここ」に意識をもってくることができる	気がつかないうちに「過去」と「将来」に意識が飛んでしまう
2	集中して物事に取り組める	すぐに気が散ってしまう
3	飛躍し続けることができる	「もっと自分にはできるはずなのに…。」自分の本領が発揮できていないと感じる
4	新しいことにチャレンジすることができる	不安で、なかなか一歩が踏み出せない
5	自分の欠点も受け入れられる	自分の欠点ばかりが気になる
6	過去の失敗から学び、将来に生かすことができる	過去の失敗や嫌な出来事を、引きずってしまう
7	人との関係が良好	人と会うのが苦手
8	ビジョンに沿った人生作りを楽しんでいる	「成功」はするけど、犠牲にしてきたものも多い
9	他人と比べることはせず、「自分は自分でいい」と考えられる	人と比べてしまう
10	何が原因で「苦悩の状態」になっているのか理解している	なぜ苦しいのかわからない
11	自分と向き合う時間を持つ	忙しすぎて、自分と向き合っている暇もない

苦悩を解消する「4つのステップ」とは

本書は、僕（河合）とナミ・バーデンさんの共著『世界中の億万長者がたどりつく「心」の授業』（すばる舎）で紹介した「苦悩を解消する4つのステップ」を理解したことを前提として、さらなる高度なコンシャスネスの知恵を紹介するものです。より深く、広い角度からコンシャスネスについて学ぶことで、よりいっそう「4つのステップ」のコツをつかむことができ、理解を深めていくことができると思います。

なお、**「4つのステップ」は苦悩を解消する上では絶対不可欠な内観方法であり、これをせずしてコンシャスネスの学びを深めることはできません。**ここではおさらいとして簡単にお伝えしますが、ぜひ『世界中の億万長者がたどりつく「心」の授業』をご一読の上、マスターしていただきたいと思います。

苦悩を解消する「4つのステップ」

ステップ1	自分の心の状態が「苦悩の状態」であることに気づく
↓	
ステップ2	頭の中の思考を15個以上挙げる
↓	
ステップ3	苦悩の本当の原因を知る (A)自分を中心にした立ち位置から出てきた思考の割合を確認する (B)自分がしがみついている理想像を探す
↓	
ステップ4	正しい行動を考える

ステップ1　自分の心が「苦悩の状態」であることに気づく

僕たちは普段、自分の心の状態に気づかずに無意識に生きていますが、人間の心の状態は大きく2つに分けられます。

1つは幸福感、喜び、感謝の心が生まれる平穏な心の状態。この状態のことを「美しい心の状態」と呼びます。この心の状態でいるときは、頭の中がスッキリとクリアになり、クリエイティブなアイディアが浮かびます。集中力が現れるのもこの心の状態のときで、「今ここ」に意識があります。何をするべきかがはっきりしているので、行動も早く、結果が出しやすくなります。

もう1つの心の状態は「苦悩の状態」です。この心の状態になると、様々なネガティブな感情が出てきます。モヤモヤ、イライラ、怒り・悲しみ・嫉妬・不安・あきらめ・鬱などの感情が現れ、苦しくなります。周りが見えなくなり、視野は狭まり、他人との間に距離感を作り出します。また、頭の中の思考は「将来」と「過去」を行ったり来たりしており、集中力に欠けます。不安の中で行動を起こそうとするので、行動も小さくなり、思ったようにうまく結果を出すこともできません。

苦悩を解消するための最初のステップは、「自分はもう苦悩の状態になってしまっている」ということに気づくことです。気づけば、「苦悩を解消しよう！」と思えるのです。

ステップ2　頭の中の思考を15個挙げていく

心が「苦悩の状態」にあるとき、人の頭の中には様々な思考が浮かび、このごちゃごちゃとした思考が頭の中でグルグル回るようになります。思考が湧き上がっているために先が見えなくなり、どの選択肢を選んでいいのかも分からなくなり、まるで暗闇の中を、光を求めてさまよっているような感覚に陥ります。

このステップ2は、頭の中の思考をひとつひとつ見ていく作業です。「へぇ〜、こんなこと考えているんだ」「あ、僕はこんなことも考えているんだな」と、まるで他人事のように、メタ認知のスタンスで一歩下がって見ていくことが大切です。（「メタ認識」については43ページで詳述します。）

この作業をするとき、紙に書き出していくと、行き詰まってしまうことがあります。これはマインド（頭）だけで考えようとしているからです。すべて覚える必要はないので、座って背筋を伸ばし、目を閉じてまるでメディテーション（瞑想）をしているかのような恰好で、自分の頭に浮かぶ思考をひとつひとつ見ていきます。

15個挙げきったら、次のステップへ移ります。思考がたくさん出てくるときには、15個以上になっても構いませんので、すべて出し尽くす、ということが大切です。これができたら次のステップへ移ります。

ステップ3　苦悩の本当の原因を知る

人はよく、「相手が○○だから」「状況が○○だから」、自分が苦悩しているんだと思いがちです。

例えば、誰かから「お前って頭が悪いな」と言われたらどうでしょうか。このセリフにカチンとくる人は、おそらく相手や相手の言葉が、自分を苦悩の状態にさせたと思っているでしょう。だからこそ、相手に対して自分の頭の良さを証明するために頑張ってみたり、相手を罵って恨んでみたり、相手を変えることに必死になったりします。

しかし、どのような苦悩も、自分のマインドに存在するエゴセルフが作り上げた理想像が原因です。

もし心の中で「自分は頭が良くなくてはいけない」という思いがあり、「頭の良い人」

という理想像にしがみついているとしたらどうでしょうか。他人に「頭が良くない」と言われたり、そのように扱われたりしたときに、自分の心は苦悩するのです。

しかし、まったく同じシチュエーションで「お前って頭が悪いな」と言われても、なんとも思わない人がいます。このような人は「頭の良い人でなければならない」という理想像を持っていないのです。だから他人から「頭が悪い」と言われても、痛くもかゆくもなく、笑って流せてしまいます。つまり、苦悩は相手やシチュエーションが作り上げているのではなく、理想像にしがみつくことが原因となって生まれるものなのです。

この「苦悩の本当の原因を知る」というステップ3では、2つのことを行います。

(A) まず、**先ほど挙げた15個の思考が、どのくらいの割合で「自分中心の意識」からきたものなのかを知ること**です。

人は苦悩している状態になると、90%以上の割合で、「自分が真ん中にきた立ち位置」から物事を見ている状態になります。そのような状態にいると「自分は」「私が」と自分のことばかりを主張したり、自分が世界の中心にいて相手が変わることを求めたりするような言葉しか出ないのです。「あの人があぁしてくれれば」とか「もっとこうしてくれれば」というような言葉も、自分が中心にきた状態で相手を責めているのです。

そこで、まずはシンプルに、「今回出てきた15個の思考も、自分が真ん中にきている立ち位置から物事を見ている思考ばかりだ」と気づくことが必要です。

(B) 次にするのは、**「自分がしがみついている理想像を探す」ということ**です。

先ほど挙げた15個の思考を基に、「自分はどのような人になりたいと考えているのか」を問います。

人間は、大きく分類して10本の指に入るくらいの理想像しか思いつきません。中でも一番多い理想像は「成功者」です。「成功者」と言っても、「父・母のような成功者」「○○さんのような成功者」「皆から慕われるような成功者」「父・母とは正反対の人」など、人によって少しずつニュアンスの違いがあります。「成功者」の他によく出てくるのは「頭の良い人」「(社会的に)良い人・正しい人」「完璧な夫・妻・親・子供」「美しい・かっこいい人」「価値のある人」「愛される人」「マザーテレサやスーパーマンように人を助けることのできるヒーロー」などです。これらをヒントに、自分がどんな理想像にしがみついているのかを探していきます。

人は理想像に固執し、しがみついた瞬間に、苦悩の状態に陥ります。理想像を持つのは構いませんが、いつでもどこでも「この理想像のように見られたい」と頑張っているのが、「しがみついている状態」です。そこから抜け出すために必要なのは、それに気づくこと。理想像への執着に気がついた途端、自分がひどく滑稽に見えてきて、苦悩からスッと抜け出すことができるのです。

ステップ4　正しい行動を考える

「苦悩の状態」でいるときは「衝動的な行動」しかできません。つい嫌味なメールを出してしまったり、つい厳しい口調になったりすることは、誰しも経験があることでしょう。

しかし、苦悩の本当の原因である「理想像への執着」に気がついた途端、人の心には平穏さが訪れ、感謝の気持ちが湧いてきます。そして、初めて相手の気持ちも分かるようになります。つまり、この瞬間、スッと「美しい心の状態」になるのです。

「美しい心の状態」になると、物事をありのままに見据えることができるようになり、相手のことを含めた考え方ができるようになります。また、頭がクリアになるので、自分の人生のビジョンがはっきりとします。そして、この状態から自分にとって「正しい行動」を考えます。ここで言う「正しい行動」とは、モラル的に正しい行動を考えることではありません。自分と相手にとって最善の方法は何か。自分が達成したいと思っているビジョンに沿った行動とは何なのか、ここであらためて考えるのです。

人は誰でも、外的なきっかけにより苦悩に陥ります。自分の苦悩を見て見ぬふりをし、頑張って生きていくこともできるでしょう。しかし、これを続けることで、無意識のまま同じパターンで苦しみ続けるような人生を送ることになってしまいます。そのような生き方ではなく、毎回苦悩に陥ったときに自分と向き合って苦悩を解消することが大切です。この「4つのステップ」の内観方法によって、私たちは大きな気づきを得ることができます。そして、この気づきを基に決断することで、自分の人生をより良くするための最善の方法を自分で考えることができ、また力強く人生を歩んでいくことができるのです。

「メタ認知」によって「思考」と「自分」を切り離す

幸せに生きているコンシャスリーダーは、「自分には選択肢がある」ということを知っています。**周りのシチュエーションは変えられなくても、自分自身の心の状態は変えられ**

SUNTORY

Satoshi Nishida

On-Premise Chain Business Development Division

SUNTORY LIQUORS LIMITED

Tamachi Station Tower N, 3-1-1 Shibaura, Minato-ku, Tokyo 108-8503, Japan

Office: +81-3-6809-5049 Fax: +81-3-6453-8134

E-mail: Satoshi_Nishida@suntory.co.jp

SUNTORY

西田　哲

市場開発本部

サントリー酒類株式会社

108-8503　東京都港区芝浦3-1-1 田町ステーションタワーN

代表: 03-6809-5049　Fax: 03-6453-8134

E-mail: Satoshi_Nishida@suntory.co.jp

ダー、誕生！」となるのではなく、少しずつ自分の中に気づきを得ていくことで、コンシャスリーダーへと近づき、心が磨かれ強くなっていく旅なのです。「一度、コンシャスネスについて学んだから、もう終わり」という知識前提の学びではありません。初めは自分がどっぷりと苦悩に漬かっている状態だったとしても、毎日の生活で気づきを増やしていき、問題を解決しながら気づきを見出していくことで、少しずつ自分のコンシャスネスレベルが上がっていきます。そうすることで、一歩一歩コンシャスリーダーへ近づいていくのです。

また、「心を磨く旅」だからといって、「永遠に続く学びだなんて、大変そうだし、難しそう」などと不安に感じることもありません。苦しいのに何もしない状態では、辛い人生のまま生きていくことになるでしょう。しかし、少しずつコンシャスネスの学びを深めていくことで、自分の力で自分の苦悩を解消することができ、そのたびに私たちの心はスッと軽くなるのです。人と会うのも楽しくなり、チャレンジ精神を持って楽しく仕事をすることができるようになります。

つまり、この心の旅は、永遠に続く辛く厳しい旅なのではなく、自分が人生で飛躍していくことができる素晴らしい経験が詰まった旅です。毎回苦悩を解消し、本来の自分自身を飛躍させることができる、素晴らしい人生構築の旅なのです。

僕自身、苦悩の状態に陥ることや、自分の欲に負けてしまうことは、毎日の生活でたくさんあります。しかし、「コンシャスネス」という視点に出会ったおかげで、たとえば妻との意見の違いにも寛容になれたり、今までならば声を荒げて思いをぶつけたくなるような人に出会っても、落ち着いて接することができるようになりました。

また、「成果をあげなければいけない」という追われる感覚が消え、「今やるべきこと」に集中できたり、コントロールできないことを手放せるようになりました。自分の欠点を素直に認め、その欠点を補ってくれる人の力を借りられるようにもなり、結果的には、短期間で今まで以上の成果をあげることができるようになりました、

一言で言うならば、肩肘張らずに、自然体で過ごす時間が増え、結果的に大きな、そして継続的な成果にも結び付いているのです。

さて、僕（河合）によるナビゲーションは、ここまででひとまず終了となります。次のレッスン1より、執筆はナミさんにバトンタッチします。

全部で11のレッスンがありますが、各レッスンの扉には「難易度」を★マークで示しました。難しいレッスンはすぐに理解できなくても構いませんので、少しずつ取り組んでみてください。

では、さっそく本書のレッスン1に入っていきましょう！

Lesson 1

「意識的に生きる」3つの秘訣

難易度

★☆☆☆☆

そもそもコンシャスネスって何？

そもそもコンシャスネスとはいったい何でしょうか。コンシャスネスは感覚的なもので、言葉で伝えるのはとても難しいものです。これは、砂糖を食べたことがない人に砂糖の甘さを伝えようとしているのと似ています。皆さんは砂糖を食べたことがない人に、どのようにして砂糖の甘さを教えますか？「酸っぱくもなく、苦くもない味で、とってもいい気持ちにさせてくれるんだよ」と言ったところで、砂糖を味わったことのない人にとっては何のことだかさっぱり分かりません。でも、もしその人にケーキを食べさせることができたらどうでしょうか。食べた途端に、砂糖の甘さを知ることができるでしょう。「これが砂糖の甘さか！」と、感動と共に素晴らしい気持ちになるでしょう。「体験して」初めて「理解する」のです。

コンシャスネスも同じです。一度もコンシャスネスを体験したことのない人に対して、「コンシャスネスは意識の学びである」、あるいは「コンシャスネスとは『すべては1つである』という真理を知ることである」などと、言葉や言語で表現してみようとしても、なかなかピンとこないかもしれません。でも心配することはありません。本書を通してコンシャスネスについて少しずつ学んでいき、メディテーションや呼吸法を実行していくことで、どんどん成長し、心は磨かれ、理解できるようになります。

まずここでは、**コンシャスネスとは、直訳すると「意識」であり、心の在り方を学ぶものであり、体感を通して自分自身と世界の在り方の本質を知ることである、**と頭に入れておきましょう。完全に頭だけで理解しようと意気込むのではなく、このような考え方があるのか、くらいの気楽さで読み進めてください。

コンシャスネスの学びで得られること

コンシャスネスを学ぶことには、3つの利点があります。

まず、過去の傷を癒せるということ。次に、「今ここ」に意識を持ってきて「今を生きる」ことができるようになるということ。そして最後に、「すべては1つ」という壮大なコンシャスネスの本質を知り、多大なる安心感を得ることができるという点です。それぞれについて詳しく見ていきましょう。

1　過去の傷を癒すことができる　The Gift of Inner Healing

過去の傷を癒さずに生き続けると、どうなるでしょうか。例えば、信頼していた人から騙されたことで、とても苦い思いを経験したとします。信頼してお金を貸したのに、返してもらえなかったとか、信頼して投資をしたのに大損してしまったとか、誰でも似たような経験があるのではないでしょうか。そんなとき、私たちはショックを受け、傷つきます。そしてドロドロとしたネガティブな感情が生まれてくるのです。

この「騙された」ことに対する心の傷を癒さずにいると、どのようなことが起こるでしょうか。おそらく人を信じるのが怖くなるでしょうし、仕事上でも信頼関係を築いていくことが難しくなるでしょう。「二度と騙されないぞ」とばかりにガードは固くなり、ディフェンス（守り）の姿勢で仕事をしていくことになります。また自分が傷つかないように、深い友人関係を作ることとすら避けるかもしれません。「誰にも騙されないように、絶対に間違いを起こさないようにしなければ」と考え、がんじがらめになってしまい、行動範囲は狭まり、飛躍できない状態になってしまうのです。

このように、過去の出来事により「また騙されるのでは」という恐れの心から、自分の目を曇らせたまま世の中を見ることになります。過去の心の傷をそのままにしておくというのは、くすぶった炭をそのまま胸に潜めていることと同じで、いつしか何かのきっかけで発火します。

過去の傷を癒すということは、過去の嫌な記憶から解き放たれ、「苦悩の状態」から解放されるということです。これは、**ディフェンスのスタンスで生きていくのではなく、自分の夢に向かって飛躍していくことができる**ということです。

過去の傷を癒すことによって、嫌な経験が原因でかけてきた色メガネをはずし、世界をありのままの姿で見ることができるのです。将来を見据えた決断をするときには、この過去の出来事をシンプルに情報として利用することができ、メリットとデメリットを対比しながら、クリアな頭で決断していくことができます。**心の傷を癒すことで、過去の経験はその人の知恵となるのです。**

コンシャスネスの学びでは、自分と向き合うことを大切にします。過去に傷ついた経験を持つ人の中には、自分と向き合うことを「過去の苦悩を掘り起こす」ことだと思ってしまう人もいるかもしれません。でも、そのようなことはありません。苦悩を掘り起こして、さらに苦しみ続けるというプロセスではないのです。実際には、コンシャスネスの知恵を用いて自分の心と向き合うことで、過去と現在の苦悩を解消することができるのです。
ここで、実際にご自身の経験を振り返ってみましょう。

●過去の騙された経験、お金を返してもらえなかった経験、ショックを受けた経験、辛かった経験などを思い出します。そのときあなたは、痛みに蓋をして「見て見ぬふり」をして頑張ってきませんでしたか。「自分は大丈夫」とばかりに、強がっていませんでしたか。
●過去の傷を癒さずに生きてきた結果、不安を感じて生きていませんか。「過去の傷に触れたくない」「また傷つきたくない」という「恐れ」が将来への不安を呼び起こし、一歩が踏み出せない生き方を強いられてはいないでしょうか。

このような過去の経験に引きずられた辛い生き方から抜け出すには、まずコンシャスネスの学びを基に、自分と向き合う練習をしていきましょう。自分と向き合い、気づきを得て、過去の傷を癒すことができると、自然と自分の素晴らしい面を発揮して、さらなる飛躍をしていくことができるでしょう。

2 「今」を生きることができるようになる The Gift of Presence

マインドは、人類にとって最大の贈り物であると共に、最大のチャレンジとも言えます。

仕事で会議をしているときを思い出してください。物質的に自分の身体はそこに在る状態であったとしても、マインドはどこかうわの空、というときがあるのではないでしょうか。

家で過ごしているときもそうです。家族に求められるがまま、週末は家に「居た」としても、スマホを見ながらカラ返事。頭も感情もそこには「居ない」状態で、パートナーや親や子供と時を過ごしているつもりになっていませんか。

なぜ、私たちは完全に「今」に意識を持ってきて、そのままずっと生きることがこんなにも難しいのでしょうか。なぜ私たちのマインドは気がつかないうちに、どこか他のところに行ってしまうのでしょうか。

アメリカの神経科学者のアダム・ガザリー博士とラリー・ローゼン博士は、1つのことに集中するとき、脳内では2つのプロセスが交互に行われると説いています。

1つ目は「集中タスク」といって、今ここで行われているタスクに集中すること。2つ目は「非集中タスク」といって、今やっている課題に関連していない情報を消すタスクなのだそうです。

通常この2つが脳内で交互に行われていますが、人はたいてい集中するほうのタスクには長けている一方で、情報を除外する非集中タスクが苦手だと言います。実際に私たちは自分自身を高めるために、マルチタスクをこなし、隙間時間さえあればスマホを手に取り、様々な情報を脳内に入れ続けています。

つまり、私たちは集中タスクばかりやってきているのです。いったいどのくらいの人が「手放す」という非集中タスクをしているでしょうか。この「手放すこと」というのは、自分が「手放すぞ！」と強制的に集中したからといって、できるタスクではありません。私たちは、この思考や情報を「手放すこと」ができていないのです。

頭の中にどんどん情報を詰め込み、マルチタスクをこなすことで、頭は様々な思考でごちゃごちゃしてきます。大量の情報をマインドに入れ続け、いらない情報や不必要な思考や感情をそのままにしてきたため、頭の中がパンク寸前になっているのです。このままでは集中しようとしても集中できませんし、「今ここ」に意識を持ってこようとしても、すぐに「過去」や「未来」に意識が飛んでしまうのです。

自分の意識を「今ここ」に持ってくるためには、もっと根本的なところから見ていく必要があります。**「今ここ」に意識を持ってくることができない理由は、自分の心の中に苦悩の思考や感情が渦巻いているからです。**「苦悩の状態」になると、人の意識は「過去」か「未来」へ行きます。しかし、苦悩を解消し心の癒しを得て「美しい心の状態」になると、自然と「今ここ」に意識を持ってくることができるようになります。

コンシャスネスの知恵を学び、同時にメディテーションを行うことで、苦悩が解消され、いらない情報や頭の中のごちゃごちゃとした思考や感情が鎮まる、という経験をするでしょう。ネガティブな感情は解消され、自分の心の中にまっすぐな芯を持つことができます。そのとき、「今ここ」に意識を置くことができるようになるのです。

3　超越した経験と、新たな世界観を得る　The Gift of Transcendence

私たちは、際限のないコンシャスネスです。しかし私たちは、この永遠なる存在に気がつかないまま生きています。

私たちは普段、制限された身体（BODY）の観点で物事を捉えています。例えば、自分の性別、学歴、キャリア、思考、感情、記憶。また、家の経歴や文化、社会、宗教、そして国境。このような自分を制限する観点はたくさんあり、私たちはこれらの枠に縛られたまま物事を捉えてしまっています。それはまるで、小さな鍵穴から大空を覗き見ているような状態です。

しかし私たちは、コンシャスネスの学びを進めることで、限られた存在を超えて、言葉では言い表せない壮大な存在を垣間見ることがあります。際限のない幸福な性質のコンシャスネスを、ほんの少しだけ経験することができるのです。

このエゴセルフを超えて、際限のないフィールドを垣間見ることを「トランセンデンス（超越する）」と言います。

このトランセンデンスの経験は儚《はかな》く、永遠には続きません。しかしこのトランセンデンスの経験をすることで、自分がいかに今まで限りのある狭い世界観で物事を捉えていたかを知ることができます。

この経験を基に、コンシャスネスの学びをさらに高め、心を磨いていくことができるようになります。知恵を学び、気づきを得て、そして自分と他人に対して思いやりの心を育むことができるようになり、「すべては1つ」であることを理解するのです。この「すべては1つ」というのは、BODY（身体）のリミットを超え、自分も含めて、空気も物質も、地球も宇宙も、「すべては1つである」という観念です。

例えばスポーツで、「チーム一丸となる」「選手が観客と一体となって勝利を収めた」と表現されることがありますが、実はこれこそが、「すべては1つ」という概念を体感した人の言葉です。

「超越する」というトランセンデンスの経験をするまでは、心を磨くコンシャスネスの学びは「知識・情報」として捉えることしかできません。マインドで「ああ、こういうコンセプトがあるのか」と、「知識・情報」として頭に記憶されるのみです。知恵だけでは心は磨かれません。マインドだけで切り刻むように物事を解剖して判断する方法だけでは、コンシャスネスの本質を知ることができないのです。コンシャスネスはすべてを含む性質を持つため、切り刻む性質があるマインドの理解の仕方には限りがあります。そして、頭だけで理解している人は、物事をグルグルと考えてしまい、喜びや平穏さからほど遠い状態で生きてしまうのです。

だからこそ、コンシャスネスの学びでは、「知恵」と同時に「体感」が必要になります。知恵は、知識や論理や哲学を学ぶこと。そして体感は、メディテーションや呼吸法を通して、身体を整えていくことです。

この知恵と体感の2つを同時に行うことで、コンシャスネスの学びは深まり、いつしかトランセンデンスの経験をする「その時」がくるのです。

知恵だけではうまくいかないのと同様、体感ばかりやってもうまくいきません。例えば洞窟に入って長年メディテーションを行い、素晴らしい気持ちになったとします。思考は鎮まり、穏やかな心を手に入れることができるでしょう。しかし、一度現世に戻ってきて様々な問題に直面したとき、どうでしょうか。知恵や哲学がなければ、どのように苦悩を解消するかが分からず、また同じパターンで逃げるように洞窟へ戻ってしまうかもしれません。知恵があることで、現実に起こり得る問題と苦悩を解消することができます。そして知恵と自分の経験を基に、自分だけでなく、他者も助けていくことができるのです。

知恵だけでも体感だけでもダメ。**コンシャスネスの学びは、知恵と体感の2つのバランスがうまく取れて、初めて地に足の着いた心の学びとなるのです。**

このトランセンデンスについては、レッスン11で詳しく説明していきます。

メディテーション——思考を観察し、身体とマインドを整える

メディテーションとは、日本語で言う「瞑想」のことです。

メディテーションには様々な形式があり、座って行うものもあれば、立って身体を意識的に動かしながら行うものもあります。

コンシャスネスの学びでは、メディテーションは欠かせません。身体とマインドを整え、「今ここ」に意識を置く練習をする有効な手段となります。

そういった意味では、マインドフルネス、座禅、祈り、読経、太極拳、武道、茶道、ヨガ（アサナ）などもメディテーションの1つと言っていいでしょう。

メディテーションをするときは、目標を持たないほうがうまくいきます。「気持ちを落ち着けるぞ」あるいは「雑念を払うぞ」と意気込むと、かえって様々な思考が浮かび上がり、そのたびにイライラしてしまってうまくいきません。これでは、思考との戦いになってしまいます。それよりも、ただシンプルに「自分の心を整える時間」と考えるといいでしょう。

メディテーションをしていると、日によっては平穏さを得られることもあるし、反対にごちゃごちゃとした思考がいっぱい出てきた状態のまま終わるときもあります。メディテーションをするときは、メタ認知のスタンスで、「今日はこんな感じだった」と観察することが大切です。

いっぱい思考が出てくるときは、「邪魔だ、雑念だ」と思考と戦ってはいけません。たくさん思考が出てきてもオッケーです。「今日はこんな考えが出てきたな。あんなことも考えているのか」と、ひとつひとつの思考を見る時間にあてても構わないのです。こういうときには、メディテーションも自然と内観の時間になります。思考が出てくるならば、それを見つめる時間。感情が出てくるならば、それを見つめる時間。苦悩があると分かったならば、「4つのステップ」をする時間にすればいいのです。

内観――自分自身に問いかけ、解答を見つけていく

内観とは、先ほどの「4つのステップ」のように、一歩離れたメタ認知のスタンスで自分の思考や感情を見つめ、観察し、解析していくことです。

内観をしているときには、心の中で会話が行われます。「どのように感じているのか」「どのような思考があるのか」「どのような感覚があるのか」「何を変えたいと思っているのか」「自分はどのような人になりたいと願っているのか」「どのような人生を送りたいと思っているのか」……。このように、自分自身に問いかけ、その解答を見つけていく作業

です。

これに対し、先に紹介したメディテーションは、受け身のプロセスです。内観もメディテーションも、メタ認知のスタンスであるところは同じですが、メディテーションは能動的に答えを見つけたり、物事を解析したりするプロセスではありません。あくまでも静かに「心の立会人」としてのスタンスを保ちます。これを続けていると、物事の真相を見抜く力がおのずと湧いてくるのです。**内観は、能動的に物事の真理を見つけようとするプロセスであるのに対し、メディテーションは受動的であり、真理や気づきがおのずと得られる感覚があり、それを自然に受け入れられるプロセス**です。あるいは、「言葉が降りてくる」といった表現が適切かもしれません。だから、メディテーションを勧める人の中には、「ただ座れ」というアドバイスをする人もいるくらいです。

といっても、「メディテーションなんて、やったことがないし、何をどうすればいいのか分からない」という方も多いはずです。巻末にガイダンス付きのメディテーションをご用意していますので、ぜひご活用ください。

まとめ

Lesson 1
「意識的に生きる」3つの秘訣

難易度 ★☆☆☆☆

コンシャスネスの学びを通して心を磨くことで、

①過去の心の傷を癒し、

②「今ここ」に集中し、

③安心感の中で、自分の使命に生きることへの挑戦を楽しむことができるようになる

Lesson
2

苦悩を引き起こす真の正体とは?

難易度

★☆☆☆☆

「エゴセルフ」とは

人生を操る、実体のないエゴセルフ

人間は、愛と心のつながりを求めて生きるものです。それと同時に、様々なものを求め始めます。お金が欲しい、健康になりたい、もっと活躍したい、もっと有名になりたい……。このように自分の心の中で自分を再定義することを求め、他人とは違うユニークな存在であることを求めます。いったい誰が、私たちをこのように突き動かしているのでしょうか。

私たちのマインド（頭）の中にいる、この心理的な存在のことを「エゴセルフ」と言います。人間は2つのレベルで同時に生きています。1つは身体（BODY）としての存在、そしてもう1つは心理的なレベルでの存在です。

私たちは物質的なレベルで、身体（BODY）として存在しています。この物質的な身体は、木や動物などの他の生物とさほど変わらない存在です。人間は高度な知的能力を持った生命体ではありますが、他の生命と同じように、生まれ、食べ、安全を確保し、生殖をするといったベーシックなニーズを満たしながら生きています。

一方で、人は心理的なレベルでも生きています。思考、感情、記憶、信仰などがこれに含まれます。この**マインドの中にある心理的な「自分」の表現を、エゴセルフと言います。**私たちが普段「自分」「私」「僕」などと呼んでいるときは、このエゴセルフのことを指しています。

私たちの人生における心理的・感情的な経験は、すべてこのマインドで作られた非物質的なエゴセルフの周りに発生しているものです。エゴセルフはあまりにもはっきりと感じられるものなので、「自分」というコンセプトを否定する人はいないでしょう。しかしこのエゴセルフは、捉えどころのない幻影のようでもあります。その理由は、私たちの身体の中や脳の中に物質的に存在するものではないからです。

エゴセルフは、例えるとレーザーのホログラム映像のようなものです。レーザー光線で非常に綿密でリアルな人間の3Dの映像を作り出し、その映像の人物に話をさせたり歩かせたりして、本物のように見せることはできるでしょう。でも、このホログラムの姿を捕まえることはできるでしょうか？　触ることはできますか？　いいえ、できないはずです。

これがあなたのエゴセルフです。そこにあるけれども、ない。「自分」が存在していると感じますが、どの場所にあるのか分からないし、実際に捕まえることもできないのです。このように、エゴセルフは捉えどころのないものなのです。

しかし私たちは、メディテーションを通して、エゴセルフの活動を観察することができます。このエゴセルフが悲哀を経験したり、自分自身を罵《ののし》ったり、相手のせいにしたり、人生で悪戦苦闘したり、不安を感じたり、自暴自棄になったりするのを見ることができるのです。目標を達成して、自分自身を誇りに思っている様子や、他人を尊敬したり見下したりしている様子、そして他人と比較しているエゴセルフにも気づくことができます。

その他にもエゴセルフは、他人をコントロールしようとしたり、誰かが自分よりも優位に立つのを阻害しようとしたりします。人間関係構築やキャリアの形成、そして精神的な探求の旅も含めて、すべての人間の行動は、このエゴセルフの周りで行われているものです。

苦悩の基となる「理想像」もエゴセルフから

エゴセルフは、自分は何者で、どんな感じの人であり、どんなことをすべき人なのか、など自分のマインド（頭）で育て上げているアイデンティティーです。これは私たちが幼児期から少しずつ積み重ねてきたものであり、周りや他人との違いを経験することで作り上げていきます。そしてこれは五感を通して形成されます。「こんな人になりたい」という自分で掲げている**「理想像」もエゴセルフの中に含まれます。**「自分、自分、自分」と主張するのもこのエゴセルフに由来しています。

このコンシャスネスの学びにおける自己改革は、このエゴセルフが少しずつ「自分の本質とは何か」ということに気づいていくことです。この精神の旅への探求心は人間誰にでも備わっているもので、この探求によって人は幸せや光悦感、喜び、そして心のつながりを得るのです。

このエゴセルフは限りのある性質であり、分け隔てる性質を持っています。このエゴセルフがモチベーションの根底にあると、それによって生まれる行動のすべては自然と**分け隔てのある性質**になります。例えば、「他人よりももっと裕福になりたい」と願うことで、相手を抑え込んだり、相手をつぶそうとする行動を取ってしまったりすることもあります。「他人より成功したい」と頑張ることで、大切な家族や友人ですら競争相手として見てしまったりすることもあるのです。

エゴセルフを基にした生き方をしていると、幸せや心のつながり、そして知恵までもが、すべて限られたものとなります。エゴセルフを強く出して働くことで、富や名声、そして「成功」を手に入れることができるかもしれませんが、このようにして手に入れた「成功」は長くは続きません。このエゴセルフに執着した頑張り方で急成長したとしても、必ず同じような速さで引きずり下ろされるのです。

ある芸能人の方が、彼自身の人生を振り返って、どのように失敗し、今の彼がいるのかということをお話しされているのを拝見しました。そこで紹介していた彼の体験談には、エゴセルフを基にした頑張り方こそが、彼の飛躍のブロックになっていたことが明確に現れています。以前の彼は、常に「トップでなければならない」と考えており、どのタレントさんとも競争心を持って接していたため、ついに皆から見放されてしまったと言います。彼は様々な分野で芸能活動をされてきており、頭も良く、努力することを惜しまない素晴らしい才能を持った方です。本来ならば、ずっと飛躍し続けられるはずの人です。しかし、彼の中のエゴセルフが「俺が一番であることを証明しなくては」ということに一生懸命になってしまったため、周りの誰とも心が通じ合わず、せっかく射止めた「成功」は長続きしませんでした。仕事のパートナーも敵。一緒に働くチームのメンバーも敵。他のタレントも敵。このように、自分だけ突出するために、無意識の行動をしていたのです。そのうち、他のタレントさんを下げて公で批判することで、さらなる「成功」を求めようとしましたが、もちろんそれも長続きせず、他人との心のギャップはさらに深まることになり、苦しい生き方を強いられたのです。

彼の素晴らしいところは、この経験を基に、ご自身の過去を振り返り、生き方を改革したことです。その後、彼は「自分が抜きん出ることに集中する」のではなく、「相手が何を求めているか」ということを考えて、それを提供することにしたそうです。「相手に分かりやすいように」と番組作りに集中するようにしたら、自然と幸せな人生作りを始めることにつながったとお話しされていました。自信の失敗を開示し、他人のために役立てるというその姿は、本当に素晴らしいものです。

苦しみながらの「成功術」ではなく、周りの幸せと自分の幸せをマッチングさせる幸せな人生作りは、自分自身の精神も同時に高めていくことができる素晴らしいものです。現代に住む私たちは、心のつながりを誰とも感じることができなくなり、群衆の中の「孤立」を経験しています。人口密度は高くなっても、孤独を感じる社会。このようにエゴセルフが存在していることが原因となり、現在の「分け隔てのある」世界情勢を作り出しているのです。

私たちの心の奥底に存在するエゴセルフは、私たちの内面に様々な苦悩を起こすように

なり、その結果、問題自体を大きくしてしまいます。苦悩にまみれながらの「成功」。「成功」しても充足感の得られない心。誰とも分かり合えない孤独。

エゴセルフを基にした生き方ではなく、コンシャスネスの広大な海原に戻ること、それが際限のない広がりを持つ素晴らしい人生を生きていくことにつながります。この本を読み進めていきながら、このエゴセルフによって引き起こされる様々な問題を、ひとつひとつ見ていきましょう。

コンシャスネスはモラルの学びではない

モラルは自己否定の要因になる

私（ナミ）はよく個人カウンセリングを行いますが、時々クライアントさんの中には、「私はいったいどうすればいいのでしょうか？」とか「私の考えは間違っているのでしょうか？」と尋ねたり、自分の置かれた問題に対する解決方法を求めたりする方がいらっしゃいます。これらの問いかけの前提には「こうするべき」という「モラル（道徳）」があり、「どうすればいいのか」という表面的な解決方法を他人に聞いていることが多いものです。**コンシャスネスの学びの中では、「良い」「悪い」というモラルに基づく概念はありません。「社会的に見て正しい」「社会的に見て間違っている」という概念もありません。**女性・男性であればこうするべき、いい社会人ならこうするべき、人間であればこうするべき、精神修行を行った人ならばこうするべき、というように考えることはモラルの授業であり、コンシャスネスのレッスンではありません。

モラルを設定することの利点は、学校や企業、そして社会において、多くの人を秩序立ててまとめていくことができる点です。多くの人が暮らしやすいように、そしてお互いに迷惑をかけないように、秩序を保って暮らしていくことは大切なことです。災害時に限らず、新型コロナウイルスの影響を受けたときでも、日本人は秩序正しく、落ち着いて行動することができます。これは世界でも誇りに思えることの１つかもしれません。

しかし、社会的に秩序良くまとめることができる一方で、モラルが人を苦悩させるきっかけになることがあります。「なぜ私は良い人になれないのか」「なぜ私は親孝行できないのか」「なぜ私は他人に優しくできないのか」……。このような考えはモラルが前提となっており、自分を否定してしまう要因となるのです。

行動中心のアドバイスでは解決しない

「モラルを基にした考え方は、他人にアドバイスをしやすい」という面があります。一般的なお悩み相談やセミナーなどに行っては、自分がすべき行動だけを他人に聞いて、それを試そうとする人がいます。しかし、**モラルを基にした行動中心のアドバイスというのは、自分のこれからの人生で応用が利きません。**

例えば、夫婦関係を改善するためのセミナーや相談室に行って、「性行為をより良くするにはこうしたほうがいい」「愛されるためにはこうするといい」など、「どうすればいいのか」という「行動のアドバイス」だけを聞いたとします。そのアドバイスに忠実に従って少しは夫婦関係が良くなったとしても、その場しのぎで終わってしまい、また元に戻ってしまいます。表面的な行動のアドバイスは根本的な解決方法にならず、また同じパターンで同じようなケンカを繰り返すことになります。

同じ思考パターンから抜け出すには

なぜ不幸な人生から抜け出せない人がいるのか?

同じパターンで同じような問題を引き起こし、同じ思考パターンで悩み、同じパターンで行動をし、結果的に同じような結果しか出ない、ということを「カルマ」と言います。

カルマというと日本語では「業」と訳され、過去の行動、今の行動、未来の行動も含めての「行動」のことも意味します。一般的に「カルマの法則」というと「良いことをすれば良いことが返ってくる」と簡単に解釈しがちですが、コンシャスネスの学びの上では、もう少し深く掘り下げて「同じパターンで同じような結果しか出せない人生を繰り返すこと」を意味します。

なぜ私たちは、同じパターンで同じ結果しか出せなくなってしまうのでしょうか?

人は五感を利用して、外部のことを理解し、自分のことを理解します。視覚、聴覚、触覚、味覚、嗅覚からの刺激が、情報として脳に伝わります。それと同時にマインドの中には思考が現れ、感情が現れます。過去の経験を基に、エゴセルフのもつ自分の情報と照らし合わせ、そこで判断し、行動を起こすのです。何か問題が起こったとき、この思考パターンで行動が生まれるため、問題を解決するために同じような行動をし、同じような結果を出すことになり、同じような限りのある結果しか出せないのです。

エゴセルフを基にした思考パターンに陥っていることに気がついていない人は、ネガティブな感情に漬かりながらの結論しか出せず、結果的に良い成果を出していくことができません。しかもそのパターンを切らない限り、この思考パターンは一生続きます。だから「良くないことが起こり続ける」人生になるのです。

一方で、エゴセルフに惑わされない生き方を知っているコンシャスリーダーたちは、エゴセルフに惑わされてしまったときに「気づく」ことができるので、それまでの思考パターンを脱出し、新しい行動（カルマ）を起こしていくことができます。その結果、素晴らしい人間関係を築けるようになり、素晴らしい人生へと変革させていくことができるのです。これをシンプル化したものが、一般的に知られている「良いことをすれば、良いことが返ってくる。悪いことをすると、悪いことが返ってくる」というカルマの法則です。

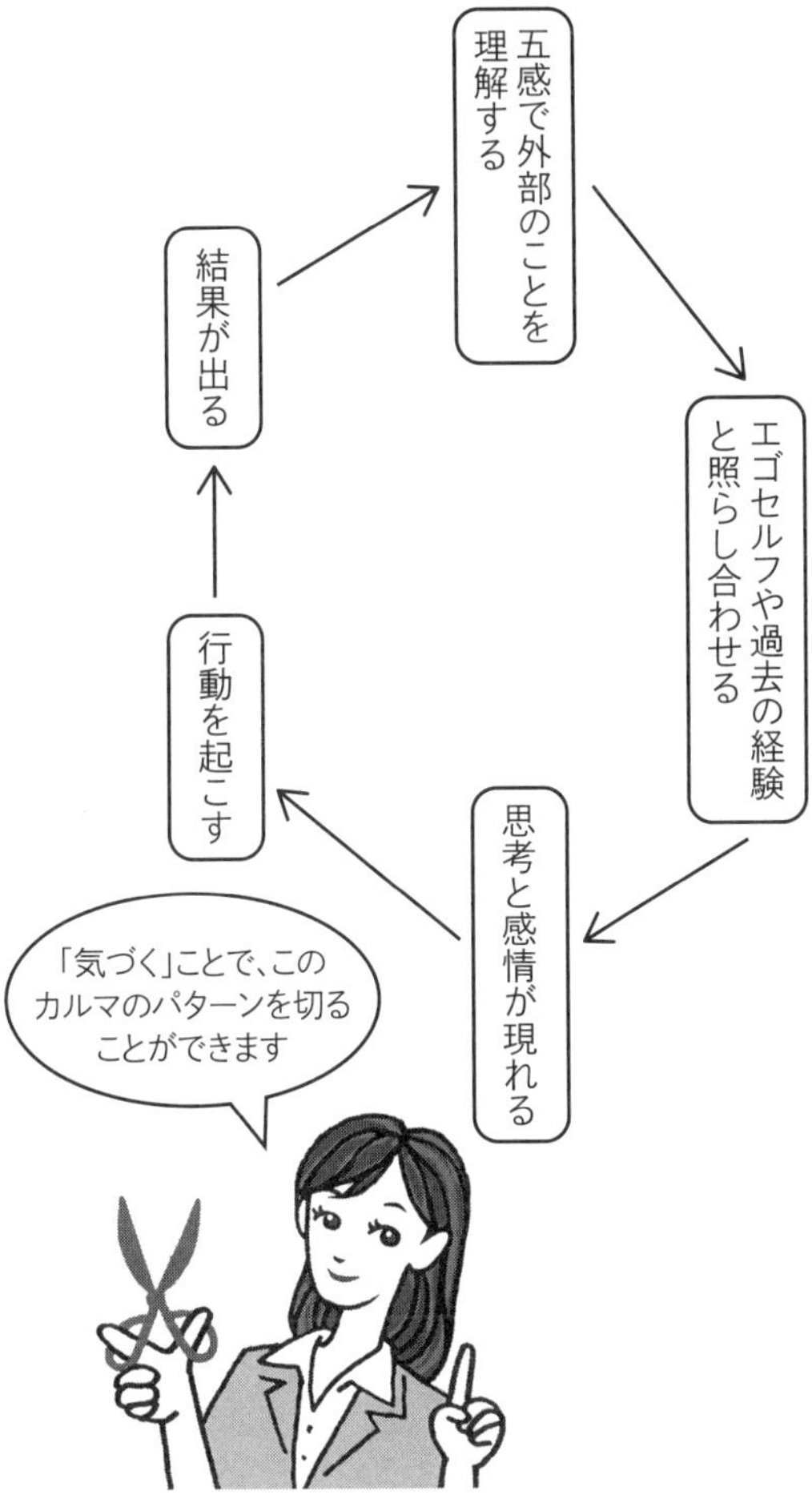

苦悩のパターンに気づき、正しい行動を自分で決める

同じパターンで似たような苦悩を呼び起こし続けるこの行動パターンを絶つには、まず

「気づく」ことが大切です。**「気づく」ということができて初めて、私たちに「選択肢」が生まれる**のです。

このまま苦悩にまみれた人生を送るのか。それとも幸せに満ちた素晴らしい人生を送るのか。選択に迷う必要はありませんね。私たちは幸せな人生を選択するために、まず「苦悩の状態になっていること」に「気づく」ことができればいいのです。

ということは、不幸なことがたくさん起こる人は、「あなた」が悪いからではなく、ただシンプルに「気づいていない」からなのです。自分が「エゴセルフに惑わされている」、あるいは「理想像にしがみついているな」と気づくだけで、あなたの心は磨かれ、より良い人生に変えていくことができるということです。

コンシャスネスの学びで大切なことは、苦悩を感じたときは毎回解消すること。そして解消した後に、自分と周りの人が幸せになれるような新たな決断をし、より良い行動をしていくことです。つまり、いつでも意識的に物事を判断し、その時々の置かれた状況の中で、「最善の方法は何なのか」を自分で決断していければ良いのです。

それに対して、「どう行動すればいいのか?」と他人にアドバイスを求めることは、4つのステップの順序で言えば、ステップ1~3をすべて飛ばしてしまって、ステップ4の「正しい行動」だけを他人にすがって教えてもらっているのと同じことです。

本質的にはちゃんと1、2、3のステップを踏むことで自分を苦悩から解き放ち、その上でステップ4の「正しい行動」を自分で考えていくことが大切です。自分にとって正しい行動を決めるのは、苦悩を解消して、心の傷を癒し、「美しい心の状態」に戻った後です。平穏な心の状態に戻ると、物事をありのままに見ることができるようになるからです。

コンシャスリーダーには必ず徹底していることがあります。どんなに大変な問題やチャレンジを目の当たりにしても、「苦悩の心の状態」のまま決断をしないこと。上の立場のリーダーになればなるほど、毎日が決断の連続です。大多数の人生を左右するような決断や、多額のお金に関わるような決断を、自分が下さなくてはならない場面ばかりです。そんなとき、ネガティブな感情に溺れながら、様々な思考で視野を曇らせたままの決断をしてしまうと、どうなるでしょうか。もがきながら出された決断は、その場しのぎの問題解決こそ図れても、長続きはしません。クリエイティブで斬新なアイディアも生まれにくくなります。

だからこそ、どんなときでも**コンシャスリーダーは「美しい心の状態に戻してから決断を下す」ということを徹底する**のです。そうすることで自分の軸をぶれさせることなく、自信を持って人生を飛躍させていくことができるのです。

「今ある状況で、自分と周りのすべてのことを視野に入れたとき、自分の決断は最適なものかどうか。自分の人生のビジョンに沿ったものかどうか」という考えの基に、答えを出していきます。他人があなたの人生を決めるのではありません。コンシャスネスの学びでは、自分の人生のために、自分で答えを出すのです。

まとめ

Lesson 2
苦悩を引き起こす真の正体とは？

難易度 ★☆☆☆☆

エゴセルフとは、マインドにある心理的な「自分」の表現

特徴①自分中心の考え方しかできなくなる
②周りにどう見られているか気になる
③問題を勝手に大きくさせて、さらに悩みを膨らませる
④悩みや問題が繰り返されやすい（カルマ）

⇓

苦悩の心の状態になっているときに、「気づく」ことが大切！
「苦悩」のまま決断せず、モヤモヤをクリアーにしてから決断し、行動を選択する

Lesson
3

執着を手放す3つの質問

難易度

★★☆☆☆

【ストーリー】助けた知人の祝賀パーティーに呼ばれなかった

東京都にお住まいの沢本さん（仮名）は大企業の社長として活躍されており、多くの社員を幸せにしたい、素晴らしいコミュニティーを創造したいと、周りの人の幸せをも願う素晴らしい経営者です。悩んでいる人の相談にのってあげたり、困っている人の面倒を見てあげたりしてきました。

そんなある日、彼はこのようなことをチラリと漏らしました。

「最近嫌なことがあってねぇ。いや、たいしたことではないんだけどさ。ある知人がいて、僕は彼を助けるためにいろいろしてきたんだけど、僕の知らないところで彼の成功を祝うパーティーを開いていたのよ。ネットで見たんだけど、どうも僕が紹介した人を顧客にして、成功を積み上げているんだよね。しかも、僕には一言も言わず。僕がそのパーティーに呼ばれなかったのは、おそらく僕が紹介してあげた人たちを顧客にしての成功だったから、気が咎《とが》めているんだと思うけどね。まあ、いいけどさぁ。でも一言くらい、言ってほしいよね」

そう笑いながら彼は話していましたが、彼の心の中には、相手に対してのネガティブな感情が確かに存在しています。しかし、大企業の社長という任務を遂行するには、こんな些細なことで立ち止まってはいられないものです。

普段私たちはちょっとした心のブレがあっても、「私は強いんだ。こんな些細なことで立ち止まっていられない」と見て見ぬふりをして生きようとします。しかし、コンシャスリーダーとしては、自分の心の中を常に平穏な状態にしておくことが大切です。少しの心のブレでも、それを解消しておかないと、また同じパターンで同じように悶々とした気持ちになってしまうからです。そしてこのパターンは解消しない限り一生続きます。

沢本さんは、すでにコンシャスネスを学び始めていて、自分の内観方法である「4つのステップ」をマスターし始めていましたので、この知人とのことで引き起こされた苦悩を解消するようにとアドバイスしました。

その後、彼は事後報告をしてくださいました。彼の頭の中には「俺があんなにしてやったのに。感謝どころか、俺のことを踏みにじっている」というような思考が出てきたそうです。そして彼のエゴセルフによって作られた「理想像」が判明したと言います。

「僕は、他人から感謝され、尊敬される成功者になりたかったんだ」

そう彼は言って、大笑いしたのです。そして、「別に今さらこの知人に感謝される必要はないし、僕は今までのように人を助けるときには助けるし、前を向いて今まで通りやるよ」と、にこやかに微笑まれました。彼はもはや知人に対してフラストレーションを持っておらず、「僕は自分の人生を生きるのみさ」と、前を向いて大きく羽ばたく本来の彼の姿に戻ったのです。

このように、エゴセルフによって「自分はこんな人でありたい」という理想像が作られ、それに執着することこそが人を苦悩に陥れる本当の原因であることが、「4つのステップ」の内観をすることによって分かります。

さて本題はここからです。今回の4つのステップを終えて気づきを得られた彼にお伝えした、大切なコンシャスネスの知恵をご紹介します。

「柵を作る」という行動

人はもともと「柵を作る」という行動をします。「柵」と例えても「壁」と例えてもいいのですが、この「柵を作る」という行動は、人間が本来持っている習慣であり、外敵から身を守るために行う行動です。広い野原でテントもなしに野宿するのと、柵や壁を作って家の中で眠るのとでは、安心感が違います。

この「柵を作る」という行動は、生物学的に身を守るという一面もあるのですが、実は同時に私たちのマインドに存在する「エゴセルフ」が働きかけている側面もあります。無意識の間に「エゴセルフ」が物事を「自分のもの」という柵で囲っているのです。

例えば、自分の子供のことを「自分のもの」として無意識のまま柵で囲っているとどうなるでしょうか。自分の子供がいじめられているのを見ると、

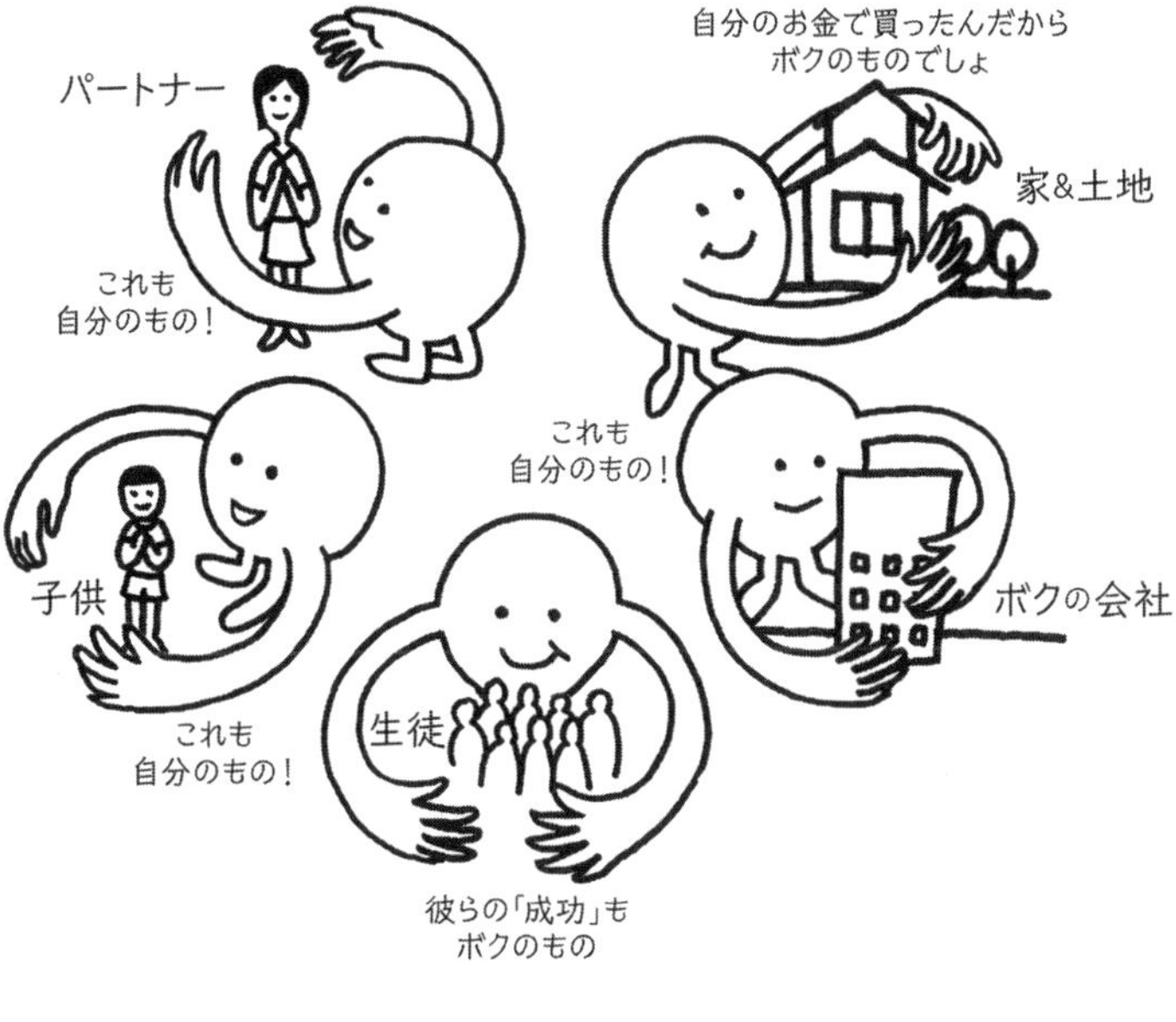
自分のお金で買ったんだから
ボクのものでしょ
家&土地
パートナー
これも
自分のもの！
これも
自分のもの！
ボクの会社
子供
これも
自分のもの！
生徒
彼らの「成功」も
ボクのもの

非常に苦しく、つらく感じることでしょう。しかし、他人の子供が同じようにいじめられているのを見ても、それほど苦しい気持ちは感じないのではないでしょうか。

また、自分のパートナー（妻、夫、彼女、彼）のことを無意識のまま「自分のもの」と柵で囲っていたならどうでしょうか。パートナーが異性と仲良く話して楽しそうにしているのを見ると、ジェラシーを感じることでしょう。「私のパートナーなんだから、○○しないでほしい。私のパートナーなんだから、○○してほしい」。このように「私のものなんだから」と束縛して相手をコントロールしようとするのも、心の根底にある「エゴセルフ」の仕業です。

「エゴセルフ」が柵で囲うことにより苦悩になる例を、いくつかご紹介します。

●「自分の成功」→ 自分が達成してきたことを「自分のもの」としている場合、もしその結果を誰かに批評されてしまうと、急に自分の心が曇ってしまいます。また、金銭的な達成が自分の成功となっている場合、お金を失った途端に非常に強い苦しみを感じることもあるでしょう。これは自分の成功の中に自分のアイデンティティーを重ねて考えているために起こります。

●「自分の生徒」→　講師としては、自分のもとに来てくれた生徒が良い成果を出すと誇らしく思うものです。しかし、もしその生徒が失敗したりすると、自分の心も曇ってしまいます。「生徒の失敗＝自分の失敗」となるため、彼らが失敗しないように異常なプレッシャーを与えてしまうこともあるでしょう。これは生徒の中に自分のアイデンティティーを見出しており、生徒の失敗が自分の評価に影響してしまうと思うためです。「生徒の成功も自分のもの、生徒の失敗も自分のもの」となってしまっていることから、この苦悩は生まれるのです。

●「自分の会社」→　自分がその企業で働いているとき、会社のことを誇らしく思い、会社に所属していることを周りにアピールしたりすることはありますか？　また、その会社を辞めた途端、急にその会社をライバル視してしまったり、その会社に対してネガティブな感情を抱いてしまったりすることはありませんか。これは会社の中に自分のアイデンティティーを投影しているためです。有名な会社にいれば誇らしく思いますが、その会社から離れると急に自信が揺らぎ始め、自分の価値を証明するために躍起になってしまうということが起こるのです。同じように、ある人が同じ大学卒であることが分かった瞬間にその人を特別扱いしたりするのも、「同じ大学の仲間→自分のもの」として見ているからです。

●「自分の土地&家」→　大きな目で見ると、私たちは地球に住んでいる生物の1つであり、地球は誰のものでもないはずです。しかし心の底に「エゴセルフ」があると、急に自分が中心となり、自分が稼いだお金で買ったものだから、ここからここは僕の土地だ、と境界線を引いて「自分のもの」にしてしまうのです。だからこそ、数センチでも隣人の柵が自分の土地に侵入していることを知った場合、躍起になって自分の権利を主張することになるのです。これは「自分のもの」を失うことが怖くて、苦悩している証拠です。

●「自分の国&民族」→　自分が生まれた土地やコミュニティーを「自分のもの」とすることで、誇りに思うことはないでしょうか。しかし、誰かが自分の誇りとする自国を尊重していないと思った瞬間に、ネガティブな感情が生まれるでしょう。他人と意見が合わないと感じた瞬間、コミュニティー以外の相手を別物と捉え、苦悩の心のまま相手を攻撃しようとします。これが拡大されたものが戦争です。国というものは、ただシンプルに自分が生まれたときにいた場所であり、「自分のもの」ではありません。

●「自分のパートナー（妻、夫、彼女、彼）」→　結婚を見てみましょう。結婚は一枚の紙によって結ばれた社会的なパートナーシップです。この紙切れ一枚で相手を「自分のもの」とすることは果たしてできるでしょうか。まして結婚していないカップルの場合、口約束で「自分のもの」とすることはできるでしょうか。いくら結婚という社会的約束で結ばれたとしても、どんなに肉体的・物質的に一緒になろうと努力しても、2人が1つになることはできませんし、相手を「自分のもの」にすることはできません。パートナーが自分の手の届かない分野で活躍しているとき、嫉妬心を感じたり、寂しい気持ちになったりするのも、相手を「自分のもの」と考えているところからくる不満なのです。

●「自分の子供」→

自分と血のつながった子供でさえも「自分のもの」とすることはできません。彼らには彼らの人生があり、彼らの人生は親のものではありません。クラシックバレエやダンスを習わせているママたちを想像してください。自分の子供が良い役をもらえれば誇りに思うし、良い役をもらえなければ大憤慨したり、苦悩に溺れる母親がいるのはこのためです。自分の子供の成功に自分自身を投影しているのです。子供の受験や学校選びに躍起になり、子供の習い事1つにしても一喜一憂しているお父さんやお母さんたちも同じです。子供の「成功」に自分自身を見出していることにより生まれる苦悩なのです。

「柵を作る」と苦悩を増やす原因に

「自分のもの」と柵で囲うのは悪いことではありません。コンシャスネスの授業では「良い」「悪い」という概念はないからです。コンシャスネスを学ぶ上で大切なことは、自分がそれを意識しているかどうかです。自分が「あれ、今僕は『自分のもの』としていないかな？」と気づくことが大切なのです。

例えば、ある経営者が自分が立ち上げた会社のことを「自分のもの」として扱っている場合を見てみましょう。普段は「自分のもの」とすることで、真剣に会社の成長を願い、より良い企業にするべく努力することができ、何も問題はないように思われます。しかし、もし経営者自身が会社に自分のアイデンティティーを投影していたとすると、どんなことが起きるでしょうか。

「会社＝自分」となることで、会社のパフォーマンスが自分のアイデンティティーと重なり、利益が落ち込んだり、会社に悪い評判が立ったりした瞬間、自分の心の状態は「苦悩の状態」になってしまいます。

ビジネスをしていれば、自分でコントロールのできない状況に陥ることは多々あります。例えば新型コロナウイルスの影響で金銭的損害を被った場合、会社を自分のものとして捉えている経営者は、自分の成功と重ね合わせて会社の行く末を見てしまうため、非常に苦しい思いを強いられることとなります。誰かが会社を辛口で批評したときも、非常に苦しい思いをします。「会社＝自分」となると、自分のアイデンティティーを守ることに必死になってしまい、必要以上の苦悩の感情に左右されながら、本来会社を存続させるために必要であるはずの大きな決断ですらできなくなってしまうのです。

この状況から抜け出すには「会社＝自分」というように自分のアイデンティティーを投影していないかどうか気づくことです。これに気づくことで、それが自分にとって健全なことなのかどうかを自分で判断することができ、自分で決断をしていくことができます。

外敵から身を守るために柵を作るのは、人間が本来持っている習慣の1つです。柵を作ると同時にエゴセルフがそれを「自分のもの」としていないかどうか、意識的に気づいていくことが大切です。「自分のもの」と柵で囲ってしまうと、苦悩に陥りやすくなることを、ぜひ覚えておいてください。

「可能性を広げる」という性質

面白いもので、人は「柵で囲う」という行動をし、その柵の中で安心感を得る傍ら、それがしばらく続くと「つまらない」と感じるようになります。すると人は「可能性を広げる」という行動を起こします。この「広げよう（EXPAND）」とする性質はどのような生物にも必ず見られるもので、植物から動物、ウイルスに至るまで、生物が本来持つ性質の1つです。

例えば、コンクリートの切れ目からけなげに顔を出している木を思い出してください。どんな場所に置かれても、可能な限り根を張り続け、枝や葉を精一杯に伸ばし、やがてその一生を終えます。与えられた環境で、精一杯に可能性を広げる木。広大で肥沃な土壌に根を張る木もあれば、今、述べたようなコンクリートの隙間に生えた木もあるでしょう。生物はどんな状況でも、与えられた環境条件の中、精一杯に可能性を広げ、その一生を終えます。私たち人間も同じで、安全な柵の中にいるのは落ち着き安心しますが、それが一定の期間続くとつまらなく感じてしまいます。そして自分の可能性を広げようという行動に出るのです。

例えば、一生懸命稼いだお金で土地を買い、マイホームを手に入れたとします。家族のために安全な家を提供し、一家の主としての夢は叶い、一時は満足するかもしれません。しかし、時間が経つと共に、ふと「つまらなく」なってくるのです。「自分はもっと飛躍できるのではないか」「さらにチャレンジできるのではないか」と自分の可能性を探り出します。小さな家から大きな家へ。ごみごみとした住宅地から閑静な高級住宅地へレベルアップしたいと考えます。仕事もさらにチャレンジのできる職業に就いたり、自分のスキルをさらに磨いたり。このようにして一度目標を達成して安心感を得ても、人はまた、さらなる飛躍を求めて動き出すのです。

「恩着せがましさ」もエゴセルフの仕業

アンコンシャスリーダーは恩着せがましい

先ほどのストーリーは、お世話をしてあげた知人の成功パーティーに呼ばれなかったことで心が曇ってしまった経営者の例でした。彼のモヤモヤを解消するために、もう1つのコンシャスネスの知恵が役に立ちます。まずこの経営者が持っていた思考の中で、「助けた人に、いつまでも感謝されるべき」という考えがあることに気づいてください。

ここでインドのヒューマン・コンシャスネス哲学の講師であるジャギー・シン先生から学んだ1つのお話を紹介します。

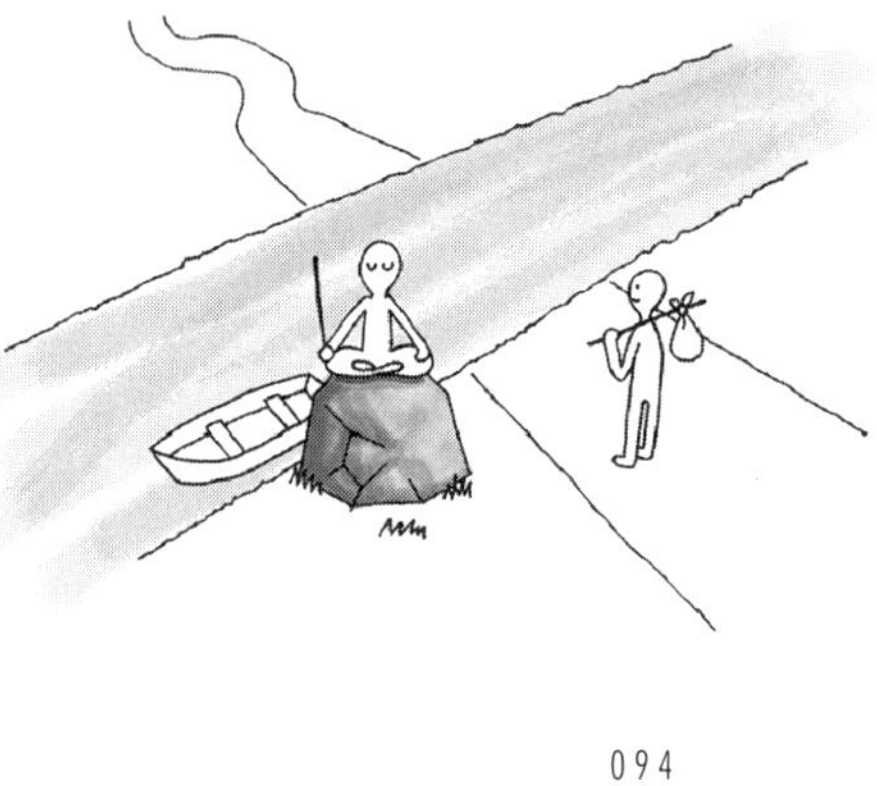

あるところに大きな川があり、その川岸でグルー（GURU）が岩に座っていました。グルーとはインドでは精神哲学を教える先生のことです。ある日、1人の旅人が通りかかり、川を渡りたいと思いました。旅人は川岸にいたグルーに、川の渡り方を尋ねました。するとグルーは「ボートを使えば川を渡ることができる」と教え、わざわざ旅人をボートに乗せて、向こう岸まで漕いであげました。無事に向こう岸へ渡ることのできた旅人はお礼を述べて、旅路を急ぎました。

さて、グルーは、旅人についていったでしょうか？

いいえ、グルーはまた船を漕いで元の川岸に戻り、いつもの石の上に座りました。彼の仕事は川の渡り方を教えるだけです。そして、それを手助けするだけです。旅人にいつまでもついていき、自分の恩を忘れないようにしつこくまとわりついたりはしません。ただ川のこちら側で相手の旅路の安全を祈り、旅人の成長を喜んであげるだけです、恩着せがましく「僕が世話をしてやったんだから、一生僕の恩を忘れるなよ」と、旅人についてい

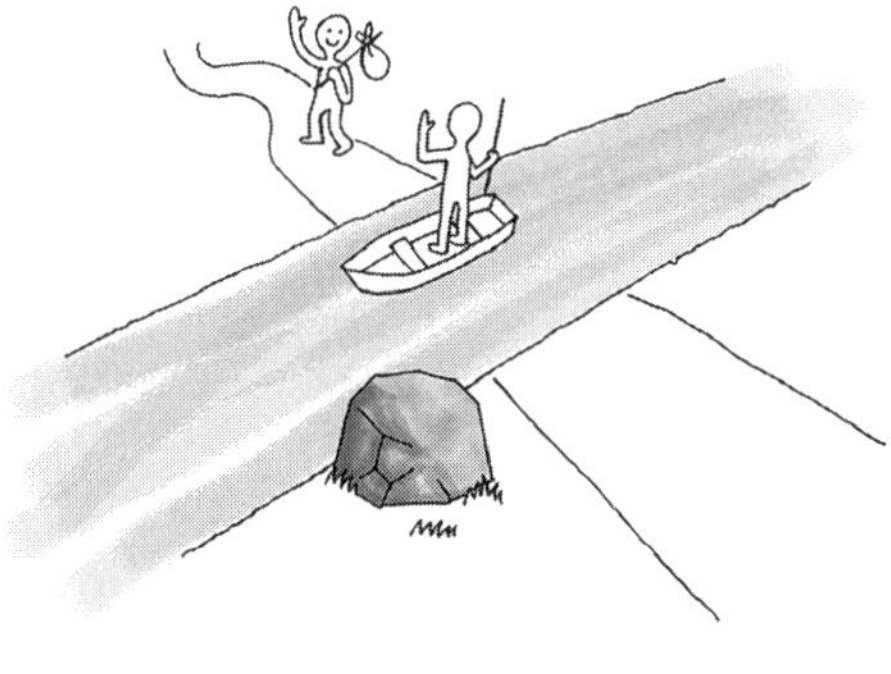

ってはいけないということなのです。この恩着せがましさは、「エゴセルフ」の仕業であり、それに気づくことで、また一歩コンシャスリーダーへ近づくことができるのです。

自分がもし川岸のグルーだとしたら、自分は川のこちら側にいることを徹底し、そこから知人の活躍を応援するだけでいいのです。もしこの旅人がコンシャスネスの勉強を始めているのであれば、恩着せがましくまとわりつかなくても、おそらく旅人の心の中に温かな感謝の気持ちが永く抱かれ続けるものだと理解できるでしょう。

最大の恩返しとは何か

お世話になった人々に対して、機械的に感謝のメールを送ったり、機械的にお歳暮のギフトを送ったりするのは、実は「苦悩の心の状態」でやっている行動であることが多いものです。エゴセルフが「いい人に見られたい」と思ってやっている行動で、言い換えると「私はいい人であるはず」という理想像が掲げられているのです。そんな感謝の「行動」だけしていても、相手には感謝の心はまったく伝わらないでしょう。

もちろん、自分の感謝の気持ちを相手に届けたい、あるいは相手のことを想って「これは喜ぶだろうな」と贈り物をするときはいいのです。「何かをもらったらお礼をするべき」「おごってもらったらメールをするべき」と、ロボットのように行動に移すのではなく、もしお礼の贈り物をする場合には、自分の心の中に温かな感謝の気持ちがあることを確かめてみてください。そうすればきっと、その贈り物を受け取った人にもあなたの心が伝わることでしょう。

お世話になった人に直接恩返しをしようと思っても、同じ形で恩返しすることはどうしてもできないものです。例えば、私は十代のとき、プロのバレエダンサーになることを目指していて、様々な場面で数多くの方に大変お世話になりました。特にバレエの先生には食事をご馳走になったり、バレエ用具を寄付していただいたりといった物質的なサポートをはじめ、「どんなときでも優しさを忘れないで」といった精神面のサポートもしていただきました。その後、ビジネスの世界で働くようになっても、バレエの先生には感謝してもしきれない思いでいっぱいでした。結婚して子供が生まれてから、久しぶりに先生に顔を見せて自分の成長を報告しようと新潟に帰郷しました。ぜひ私がお世話になったご恩返しを、お金で返せるかな、物で返せるかなとあれこれ考えお稽古場を訪ねたのですが、恩を同じようにそのまま相手にお返しするのは不可能でした。実際に会うと、やっぱり私は先生の生徒であり、結局ご馳走になってしまい、以前と同じようにお世話になってばかりで申し訳なく思ったものです。でも先生たちにとっては、私が幸せにしていることこそが恩返しであり、私も先生がしたように、後世の子供たちや教えを求めてこられる方々のサポートをさせていただくことこそが、先生をはじめお世話になった方たちの喜びにつながるのだ、ということに気づきました。

相手は先人。自分は助けられた人。旅人である自分がどうすることが、一番先人にとって喜ばれることかというと、自分の心の状態を常に整え、感謝の心を持って自分の人生を飛躍させていくこと。そして後世を育てていくこと。それこそが相手への最大の恩返しとなるのだ、と気がついた瞬間でした。

先生とは

先人は「先に知恵やスキルを学んだ人」

私たちはどんな分野においても、後から来る人々に対して、自分がすでに学んだ知恵を伝えていくことができます。

ビジネスや仕事の分野だけでなく、スポーツや芸術、娯楽の分野でも、必ず自分が学ぶスキルや知恵を先に学んだ人がいて、その先人が後世の人に伝えています。「先生」という文字を見ると、他の人よりも「先に生きた人」という2文字の漢字で構成されていることに気がつきます。

先ほどのお話で言うと、先に川の渡り方を学んだ人、というのがグルーでした。ということは、先生というのは本来、「偉い」のでも「すごい」のでもなく、ただ単に、「先にそのスキルや知恵を学んだ人」となるわけです。これはコンシャスネスの学びでも同じで、いくらコンシャスネスの先生たちが素晴らしい知恵を授けてくださったとしても、それは彼らのまた先人たちが残してくれた知恵を基に、先生たちの心の中に落としこみ、先生たちの経験を基に伝えられているものです。先生が特別すごいのでも、偉いのでもありません。

この本を書いている私たちも同じです。先人たちの知恵をそのまま言葉で伝えるのではなく、まずは自分の心の中に反映させ、自分の経験の中で気づきを得て、自分の経験で得られたものを教えているということになります。そういった意味では、この本で述べられている知恵は「自分のもの」でもなければ、誰のものでもないのです。**コンシャスネスの学びの中では、生徒も教師も含めて、皆が自分を高めるために心を磨いていく「同志」で**

あり、周りの人々と共に幸せな道を選んでいく「仲間」というスタンスを取っていくことが非常に大切になります。

このスタンスでないと、いつの間にか「先に川を渡った先人」を過大に評価して崇めだし、自分とは違う存在として崇拝するということも起きかねません。そうなるとコンシャスネスの授業ではなくなります。「崇拝するべき先人」は「自分とは別物だ」という捉え方になり、二元性（DUALITY）が生まれてしまいます。本来コンシャスネスの性質である「すべては1つ」ではなくなってしまうのです。

自分は相手と分け隔てのあるものではなく、「自分 VS. 崇拝すべき先人」でもなければ、「自分 VS. 神」でもありません。コンシャスネスの学びは信仰ではなく、どのようなバックグラウンドの方でも学ぶことのできる意識のレッスンであり、まさに「すべては1つ」といった観念のもとにあるのです。

やみくもに「信じる」のはだめ

また、このグルーのお話には、もう1つ大切な教えが含まれています。助けられた旅人のほうでも気をつけなければいけないことがあります。**やみくもにグルーのことを信じて、**

いつまでもグルーに答えを求めて川岸に残るのではなく、自分自身で自分の人生を歩んでいくスタンスを失わないということです。

グルーは川の渡り方は教えられても、あなたの人生に必要なすべての知恵を与えてくれたりはしません。ひとりひとりが自分にとって必要な知恵をあらゆることから学び、気づき、悟り、そして生きていくのが、「それぞれが人生を生きる」ということです。やみくもに1人の先生についていって、先生の言うことを「信じる」のは、コンシャスネスの学びではありません。

「信じる」という言葉は英語でBELIEVEと書きます。そのスペルにはLIE（嘘）という文字が含まれています。つまり、もしかしたらLIE（嘘）かもしれないことを、信じてはいけない、ということです。先人が言ったことをむやみに「信じる」のは、ただマインドのみで覚えていて、そのまま伝えているにすぎません。**マインドで覚えただけの言葉は知識（KNOWLEDGE）にはなりますが、知恵（WISDOM）ではありません。**

「信じる」のではなく、まずは「疑う」こと。先人が言ったことが本当であるかどうか、まずは「疑い」、自分の経験と照らし合わせてください。すると、そこで初めて自分の中に気づきを得ることができます。一度気づきを得られれば、それは一生忘れることはありません。頭（マインド）だけで覚えた知識はすぐに忘れることもありますが、一度自分の経験として得られた気づきは一生自分の知恵として残り、自分の経験を基に他人に分かりやすく伝えることができるのです。

もしあなたが、誰かに何かを伝えるという立場になったとき、マインドだけで覚えた知識をそのまま機械的に伝えるのではなく、まずは**自分の心の中に落として気づきを得て、自分の経験を通して気づいたことを基に、知恵を教える**ということが大切です。

まとめ

Lesson 3
執着を手放す3つの質問

難易度 ★★☆☆☆

エゴセルフの問題行動

①「自分のもの」と柵で囲っていないか？
②恩着せがましい人になっていないか？
③他人が言っていることをやみくもに「信じて」いないか？

⇓

言葉やコンセプトではなく、体験を通して「納得」して進んでいくことが重要！

Lesson
4

あなたの気持ちが伝わらない理由

難易度

★★★★★

エキサイティング&緊張は「苦悩の心の状態」の応用編

「分け隔て」からは「心のつながり」は生まれない

初対面の人の前で、緊張した経験はないでしょうか。特に相手が有名人であったり、自分よりも相手のほうが「秀でている」と感じた瞬間、ドキドキしたり、緊張したりするのではないでしょうか。

〔ストーリー〕

ある超有名企業の社長にお会いできることになった際、そつのないようにと身構え、準備していたのにもかかわらず、大失敗してしまった私（ナミ）自身の経験をご紹介します。

普通なら絶対に出会えないような有名な方とお会いできるということで、私は嬉しさでいっぱいで、前日からワクワクしていたのを覚えています。そして当日、ミーティング自体は自分にとって有意義だったのですが、最初からずっと緊張してしまい、最後まで相手とは心が通じ合いませんでした。ミーティングから発展したものも何ひとつなく、結局ミーティングは失敗だったと言ってもいいでしょう。

なぜそのミーティングがうまくいかなかったのか、その後、内観を通して自分自身を振り返ってみました。

すると、やはり自分の心の状態が「苦悩の状態」であったことに気がついたのです。相手を「すごい人だ」と感じ、自分よりも上に見てしまうことで、相手と自分の間にはすでに距離感が発生していました。相手と心をつなげることをまったくせずに、始終「相手に自分はどう見られるか」「自分はどう思うのか」「自分は何をやり遂げたいのか」ばかりに集中してしまっていたことに気がつきました。相手に負けないように、見下されないように必死になっていました。これでは相手は疲れるばかりで、面白くもなんともなかったでしょう。これらはすべて、自分の心の根底にあるエゴセルフが原因です。**自分が中心になった立ち位置から相手を見ており、自分と相手との間には距離感が生まれている**状態なのです。

緊張したりエキサイティングしたりするときは、自分の中にエゴセルフが存在しています。「自分に何らかの利益がある」と考えるから、自分の気持ちがエキサイティングするのです。「自分はどのように見られるだろうか」あるいは「どのように判断されるだろうか」と考えるから、緊張してドキドキするのです。この状態のときには自分の意識は「未来」や「過去」にあり、「今ここ」という目の前に集中していません。

また、「相手は自分よりも上」という分け隔てが存在しており、その状態からは心からのつながりは生まれません。実はこのエキサイティング&緊張という心の状態は「苦悩の状態」なのです。だからといってエキサイティングすることが「良い」「悪い」ではありません。繰り返しますが、大事なのは「気づくこと」です。「あ、今私は緊張しているんだな。この緊張状態では相手と心を合わせることができず、いい結果を出すことができなくなるぞ」と気づくことが大切です。

ワクワクする気持ちと向き合う

この話をすると「じゃあワクワクはどうなの？　ワクワクすることって良い心の状態じゃないの？」と思われるかもしれません。

コンシャスネスの学びは「良い」「悪い」ではなく、ただ気づくことです。気づくことで選択肢が生まれます。例えば、「２週間後に予定している旅行のことを考えると、ワクワクする」というときを想像してみてください。シンプルにワクワクしているのであれば、楽しみの1つで構わないでしょう。ただ、このワクワクのために自分の意識が「将来」に行ってばかりで、目の前の現実に意識がなければ、「今」を生きていないことになります。やならなければいけない仕事にも集中できていないことに気づくかもしれません。あるいは「将来に起こる旅行」のことばかりを考えていて現実逃避をしている自分に気づくかもしれません。そんな心の状態に気づけば、その時点で自分の心の在り方を決めていくことができます。ハッと気がついて「今」に戻ってこれればいいのです。そして、今集中しなければならないことはあるかどうか、考えることができるでしょう。もし現実逃避している自分に気がついたのならば、「なぜ今の状況を不満に思うのか？」という心と向き合う選択肢も生まれてくるでしょう。

そういった意味ではエキサイティングも、緊張も、ワクワクも、結局は「苦悩の状態」であると言えますが、このように分類することはあまり大切ではありません。分類して理解しようとするのは、マインドの仕業です。マインドには「切り分ける」性質があり、分析することで理解しようとします。コンシャスネスの授業ではマインドを用いて「切り分けて分析」することにあまり重きを置かずに、まずは体験することに重きをおきます。コンシャスネスの学びの中では、マインドの切り分ける性質とは反対に、「すべては1つ」という全体を視野に含めたものの見方をしていくことが大切です。

エゴセルフ全開の人とは心からつながることはできない

エゴセルフが作る理想像に気づく

緊張しているときにはエゴセルフが存在し、その分け隔てる性質のために相手と心がつながらなくなっているということを見てきました。ここでは新たな例を用いて、エゴセルフが作った「理想像」があることによって起こる、心の距離感を見ていきましょう。

〔ストーリー〕

専門学校の講師をされている有田さん（仮名）と個人カウンセリングをしたときのお話です。

大好きな分野で講師の仕事に就いた彼でしたが、なかなか生徒と心が通わないとのことでした。授業の前には一生懸命準備はしているし、授業中も楽しい授業になるようにジョークを入れたりして工夫しているのに、生徒は喜ぶどころか、やる気がまったく感じられません。声をかけても反応がない生徒や、授業中に堂々と寝ている生徒までいると言います。

このような話を聞くと「今どきの生徒は……」と生徒に非があると考えるかもしれません。しかし、コンシャスネスの授業では、外に答えを求めるのではなく、内に答えを求めます。有田さんの心のモヤモヤを解消するために、「4つのステップ」を通して解消していくことにしました。

「4つのステップ」をして気がついたのは、彼のエゴセルフが作り上げた「生徒から尊敬される面白い先生」という理想像でした。有田さんは常々、「面白い先生」として見られたい、と願いながら無意識に頑張ってきたことが分かったのです。

これは尊敬する父親への憧れから作られた理想像でした。彼の父親は素晴らしい人柄で、面白くて、いつも笑わせてくれたそうです。そんな子供時代を送った彼は、自然と「父のように面白い先生になりたい」という憧れがあったのだと言います。しかし、この理想像にしがみつきながら授業をしてしまっていたとしたらどうでしょう。彼の心の中に潜むエゴセルフが、「僕って面白い先生でしょ？　僕のこと尊敬できるでしょ？」と自分がどう見られるかをアピールしながら講義していたために、生徒とは心が通じなくなっていたのです。生徒にとっては、いったい何のために授業に出ているのか分からなくなってきます。

授業内容よりも、先生のアピールのほうが気になって、集中もできません。生徒にとって、授業内容が理解しづらくなってしまっていたのです。

実際に大切なのは、「教師である自分がどう見られるか」ということではなく、シンプルに生徒たちに授業内容を伝えることです。「生徒が理解しやすくなるには、どうすればいいのか」ということに集中することで、自然と生徒と同じ土俵に立つことができ、そこで初めて心が通じ合えるようになります。「生徒にどう思われるか」ではなく、「生徒の学びをどう助けることができるか」に集中すれば、生徒たちにとって自然とためになる授業内容になるのです。

このように、自分の心の在り方をシフトすることができると、生徒たちの一挙一動で自分が傷つかなくなります。それまでは「生徒の反応がない」→「自分は面白い人だと思われていない」と捉えていたところが、理想像にしがみつかずにひとまずそれを横に置いておくことで「反応がない」→「あ、理解できてないのかな」となるのです。それまで「寝ている」→「自分は尊敬されていない」となっていたのが、今では「寝ている」→「この生徒は疲れてるのかな」と状況をありのままに見ることができるのです。

自分のエゴセルフからくる理想像をひとまず置いておくことで、捉え方がまったく違ってきます。また、自分のエゴセルフを脅かされていないときに、初めて物事を冷静に見ることができるようになるので、もし寝ている生徒を前にしても、相手に対する指導の仕方も変わってくるでしょう。授業で寝てしまうのは疲れているのか、それとも本当に授業を受ける気がないのか、そこもちゃんと見極めていくことができるのです。

上司が理想像にしがみつくと、部下にビジョンが伝わらない

もし仕事場で一緒に働く人と「心が通じ合っていない」と感じたら、まず自分の心の状態に目を向けてみることが大切です。そして自分に問いかけてみてください。自分のエゴセルフによって作られた理想像にしがみついていないか。ここで鍵となるのは「自分は相手の前でどんな人に見られたいと必死になっているか」です。ほとんどの場合、ある理想としている人物像になろうと必死になっていることが多く、だからこそ一緒に働く相手や部下と心が通じ合わないのです。

理想像にしがみついたまま仕事をしていると、自分がいったい何をそう頑張っているのか、周りで一緒に働く人々には理解できず、周りの人も戸惑います。上司と部下の間柄でいうと、もし上司が無意識のうちに「成功している人」になろうともがいていたとしたら、どうなるでしょうか。上司は部下の失敗にイライラし、キレやすくなるでしょう。「なぜ

お前たちはちゃんと働けないんだ。君たちの失敗は俺の顔に泥を塗ることになる。俺は成功者として見られなくなる」ということで、無意識のうちに上司は、部下を変えることに必死になります。すると部下は、上に立つ人がいったい何にしがみついてもがいているのかがまったく理解できないので、どちらを向いて頑張ればいいのか分からなくなります。ともすれば、ただ上司に認められるように頑張るだけ、というような辛い働き方になるでしょう。この状態では本来あるはずの会社全体のビジョンが見えず、「上司の顔に泥を塗らない」あるいは「目先の目標を達成する」ことしか見えなくなります。これは上司自身のエゴセルフが「成功している人」になろうと必死になっていることが前に出てきて、本来の会社のビジョンが見えなくなるためです。

上で働く人の心の中から「しがみついている理想像」がなくなると、会社全体のビジョンが明確になり、皆が一丸となって協力しながら目標を達成する、ということが可能となります。上司は部下の良いところを伸ばし、足りないところを補助するだけです。部下は全社的なビジョンに沿って、様々なアイディアを出しながら精力的に働くだけです。

会社をうまく経営していくには、まずは会社のトップに立つリーダーが理想像にしがみついていないことが大切です。その心の状態から掲げられるビジョンは、会社全体に伝わりやすくなり、下で働いている人も同じ方向を向いていくことができます。

子供にキレてしまう自分が嫌になる

これは家庭でも同じです。もしパートナーや子供たち、親と心が通じていない、と感じるのであれば、自分のどこかにエゴセルフが作った理想像が存在します。例えば子供にイライラする瞬間、「完璧な親に見られるように」という理想像が根底に潜んではいないでしょうか。子供の態度にイライラするのは、結局は自分が「親失格」になるかもしれない、という恐れからくるのです。その自分の心に潜む理想像の存在に気がつき、自分のイライラや怒りの感情を解消していくことで、子供と心をつなげることができ、どのように子供の成長をサポートすることができるのか、アイディアも出せるようになります。

［ストーリー］

先日、子供がアスペルガー症候群と診断された、ある女性から相談がありました。アスペルガー症候群に限らず、障害を持つ子供の親御さんが悩みを相談しに来られることはよくあります。この女性の場合、子供がアスペルガー症候群と診断され、どのように対応したらいいのか、本を読んだりネットで調べたりして、たくさん勉強したと言います。専門医にも相談しながら、どのように子育てをしていくといいのか、試行錯誤をしてきたとのことです。しかし、頭では分かっているけれど、普通ならできることができなかったり、普通なら分かってくれるところにものすごく時間と労力を費やさなければならなかったり、ということが多々あり、とても忍耐を必要とする生活に戸惑っているとのことでした。「穏やかな心で育てていきたい」と思っているけれど、どうしてもイライラしてしまったり、つい強い口調で言ってしまったりすることがあり、どうすれば「美しい心の状態」で接することができるのか、という質問から始まりました。どんな悩みでも、4つのステップの内観をもって解決していくことができますが、まだ一度もやってみたことがない方の場合は、このようにカウンセリングで一緒に内観をする練習をします。

ステップ2で、彼女に思考をすべて挙げてもらうと、「なぜこんなに言っているのに理解できないのか」とか、「なんでこんなこともできないの」「こんなに頑張ってるのに、なんで分かってくれないの」「普通ならできることなのに」「ガミガミ怒るのはもう嫌だ、どうすればいい子育てができるのか」といったような思考が出てきました。

さて、これらの思考から彼女の心の中に潜む理想像がどのようなものか、想像できるでしょうか。彼女は「良い親でありたい」という願いからくる「完璧な母」という理想像を持っていることに気がつきました。子供がシンプルなことも理解できずにわめき散らしている状態、という現実は、「あんなにギャーギャーわめいて、しつけの悪い子供を作るなんて、親失格だ」と周りから判断されるリスクがあるのです。そうなっては「完璧な親になれない」ということで、苦悩していたのです。

これが分かると、「そうか、完璧な親になろうとするから、イライラするんだ」と心は落ち着きました。この状態になった後、ステップ4の「正しい行動」を考えます。ここで自分ができました。スッと「美しい心の状態」に戻り、自分のすべきことがクリアに見えてきました。この状態になった後、ステップ４の「正しい行動」を考えます。ここで自分がやりたいことというのは、そもそも「完璧な親」になることではなく、「子供が生きていけるようにサポートすること」です。これは彼女の子育てにおいてのビジョンですが、どの子供を育てるときにも当てはまるビジョンでしょう。子供にはできることと、できないことがあります。できることは伸ばしてやり、できないことは、どのように補っていけばいいのか、考えていけばいいのです。周りと比べる、というのはエゴセルフがやっていることであり、「普通ならこうだ」と比較しているからこそ苦悩するのです。

さて、彼女が実際に行った「正しい行動」とは何だったのでしょうか。後日、彼女は明るい声で報告してくれました。まず彼女は、子供が手を洗った後、洗面台が水びだしになることにイライラしていることに気がつきました。何度言っても、べちゃべちゃになった洗面台は放置されてしまい、自分が毎回きれいにしては、注意して、を繰り返していました。そこで、クリエイティブなアイディアが生まれたのです。彼女は大きな紙を用意し、まるで幼稚園でよく見るように、太いペンで大きくこう書いたのです。「てをあらったら、せんめいだいを　ふく」

そして、朝起きても挨拶しないことにイライラしていたことや、ゲームをやめさせるときに大奮闘することにも、この方法を使い解決することができたそうです。色ペンで大きく書いた紙をリビングルームに貼ったのです。「あさおきたら、おはようという」「ゲームは5じまで」「よるごはんをたべたら、はみがきをする」。このように、アスペルガーの子供が時間割を大切にする利点を利用して、ルールを分かりやすいように書き出しました。この方法で、ぶつかり合う場面も少なくなり、自分のイライラも収まったと彼女は喜んでいました。

「美しい心の状態」になると、クリエイティブなアイディアが生まれてきて、自分にとってもそして子供にとっても、より良い解決方法が見つかるものです。

「心をつなげる」ってどうやればいいの？

相手の心をスキャンする

心をつなげるというのは、目を合わせるとか、同じ言葉を反復するとか、相槌をうつとかいうような、小手先のテクニックのことを言っているのではありません。「自分と相手の心がつながっているか」ということが大切なのです。

具体的にどうすればいいのかというと、**相手の心をスキャンする**のです。相手の心の状態は平穏で幸せな状態なのか、それとも苦悩があるのか。それをスキャンするだけです。もし怒りを表しているなら、その奥には「恐れ」の感情があります。それを見抜くのです。不安の心が見られたら、相手は何を恐れているのか、と見るのです。

ミーティングや交渉の場では、同じ場にいる人の心の状態をスキャンしてください。怯えているのか、怒っているのか、喜んでいるのか。相手の意見がどのような背景から生まれ、何を恐れていて、何を求めているのか。そうすることにより、お互いにとってより良い解決方法が見つかります。WIN-WINのシチュエーションもここで初めて生まれるのです。

ステージの上から大勢の人に向けてスピーチをしなければならないときもあるでしょう。このときも会場にいる人たちの心を、1人につき1秒でいいのでスキャンしていきます。相手の心の状態を見ることで、相手と自然と心を合わせることができるようになります。そうすることで、もし自分が緊張していたとしても、うまく自分中心の状態から抜け出すことができ、相手に分かりやすいように物事を伝えていくことができるようになります。ここまでくると「自分はどう見られるか」ということなど考えておらず、聞いている人も等身大のあなたの接し方を快く思うものです。

パートナーなら10分。大人数の社員や生徒なら1秒でいい

経営者やリーダーは、側近の社員なら1分で相手の心をスキャンする意識を持ちます。「今日はさわやかでやる気にあふれているな」「今日はなんだか元気がないな」と相手の心の状態をスキャンするのです。社員がもし何百人もいるのであれば、1人につき1秒で構いません。「おはよう」という掛け声のときに1秒でスキャンします。「今日は元気かな」

という感じで、相手の心を見てあげるのです。これは学校の教師も同じです。生徒ひとりひとりの心を1秒でスキャンしていきます。医療関係の方であれば、患者さんの病気やケガのことだけではなく、心の状態も1秒でスキャンするのです。

パートナーと心がつながっていないと感じる人は、これを試してみてください。**パートナーとは一日10分、心を合わせる時間を設けます。**これも目を合わせるべきか、身体の向きはどこか、手は肩に置くべきか、などという行動のことを言っているのではありません。**自分の意識を「今ここ」において、相手の心をスキャンする時間を設ける**のです。すると、パートナーの顔を見たとき「あれ、眉間にしわが寄っている。苦悩の状態だ」と気がつくのです。相手が話し合いを持ちたいと思えば相手は話し出すでしょうし、相手がただ一緒にいてもらいたいと思うのであれば、ただ見つめ合うことになるでしょう。このとき、自分の意識が「今ここ」にあり、パートナーの心の動きのみに集中していることが大切です。スマホをいじりながら、テレビを見ながら、子供の面倒を見ながら、あるいは食事をしながら、ではだめです。身体が同じ空間にいても自分の意識が「今ここ」になければ相手とは心は通じません。

食卓を囲みながらの10分は、スキャンの時間にはカウントしません。そう言うと大抵の男性は「ええ〜！」と嘆きそうですが、食べながらではなく、本当に何もせずに10分、パートナーのために「居て」あげてください。そうすると女性からは「何よ、急に。気持ち悪いじゃない」とまで言われそうですが、実は心の中では嬉しがっています。自分のために居てくれる、というのは非常に大きな安堵感を覚えるものです。これを習慣づけることで、必ずパートナーとの絆が強くなります。

子供とは1日5分、心のスキャンの時間を設けます。子供が数人いる人は全員で5分ではなく、1人につき5分です。「今日学校で何があった?」と話す必要もなければ、キャッチボールをする必要もありません。ただ5分、その子のために居てあげるだけです。身体だけ同じ空間にあっても、意識が「将来」と「過去」に行っていたり、仕事のことを考えながらではいけません。スマホを触ってはいけません。5分の間、意識をその子の心に集中するのです。子供が話したければ話すだろうし、一緒に何かしたいと言われればすればいいし、ただ横でゴロンと寄り添うだけでも構わないのです。

会う人全員と心をつなげると、人生はうまくいく

また、「心をつなげる1週間チャレンジ」をしてみると、素晴らしい気づきを得ることができるでしょう。

1日の間で会う人全員と心をつなげるのです。コンビニの店員に対して、今まであれば意識もせずに「レジ袋いりますか?」という質問に素っ気なく答えていたところを、一瞬だけその人の心の状態を読むのです。掃除をしている人、電車の中の人、通行人。すべての人に対して、一瞬だけ意識を置いて心をスキャンします。暗い顔をしている人や憂鬱そうな顔の人もいれば、笑っていなくても、いい1日を送っているような人も見受けられるはずです。

仕事場でも同じことをして、1日に会う人全員の心を1秒だけスキャンします。家ではパートナーに10分、子供に5分。これを1週間続けると、いつの間にか仕事もうまくいき、家庭もうまくいき、自然と充足感のあるコンシャスな生き方ができます。ぜひチャレンジしてみてください。

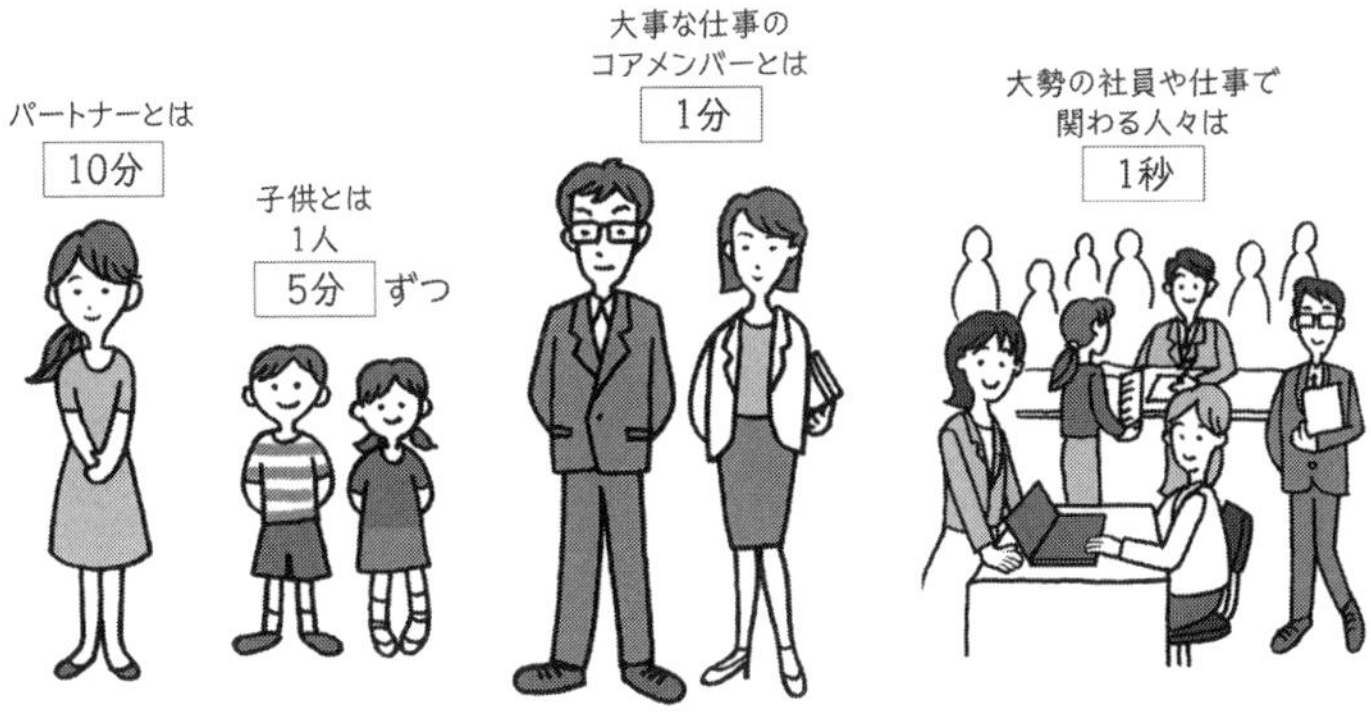
パートナーとは
10分
子供とは
1人
5分
ずつ
大事な仕事の
コアメンバーとは
1分
大勢の社員や仕事で
関わる人々は
1秒

まとめ

Lesson 4
あなたの気持ちが伝わらない理由

難易度 ★★☆☆☆

●緊張していると、相手との心のつながりは生まれない

●エキサイティングだったりワクワクしているときは、立ち止まって「今を大切に」過ごせているか確認すればいい

●「どのような人になりたい」と頑張っているときは、相手と心がつながらないので注意

●社員を育てるときは、自分が「完璧な成功者」になろうとしていないかどうか気づくこと

●子育てをするときは、「完璧な親」になろうとしない

●相手と心からつながるには？
→相手の心の状態をスキャンする
→短時間で良いので、出会う人全員と心をつなげる訓練をする

Lesson
5

他人との比較から抜け出す7つの質問

難易度

★★★★★

エゴセルフは「比較」を生む

美しい女性が抱えていた10個の理想像

〔ストーリー〕

ある日、私たちの東京のオフィスに、SNSで発信力のある、美しい女性がやってきました。インスタグラムやツイッター、フェイスブックなどを使いこなし、「キラキラに輝く女性の生活様式」を副業として発信している方です。SNS上では自信のあふれる美しい女性と写りますが、オフィスに来た彼女は、どこか心が沈んでいる様子でした。

彼女の話を聞くと、SNS以外にも生活を支えるための本業があったと言いますが、ストレスのために最近仕事を辞めた、とのことでした。仕事のない今、SNSでいかに収入を得るか、そしてどのようにして生活を支えていくのか、将来のことを不安に感じ、相談に来られたのです。一緒に暮らしている母とは、意見の食い違いばかりでイライラするし、そんな自分も嫌になる、とのことでした。「いつかは結婚をしたい」とは思うけれども、以前の彼氏とは別れてしまったし、結婚している幸せそうな妹家族を見ていると、なんだか取り残されたような気分になると言います。

「不安」や「モヤモヤした気持ち」も、「苦悩の心の状態」になっている、というサインです。さっそく4つのステップを通して、彼女の思考を見ていくことにしました。彼女の場合、15個では収まらず、40個以上の思考がどんどんとあふれ出てきました。

「いつまでもキレイでいたい」「なぜ私には彼氏ができないんだろう」「結婚したい」「いつかは赤ちゃんが欲しい」「他に仕事を探したほうがいいのか、それともSNSに絞るべきか」「自分はどうすれば輝けるのか」「私は幸せになれるのだろうか」「お母さんと話しているとイライラする」「お母さんは口出しばかりする」「引っ越ししたいけど、お金がない」……。

思考をすべて洗い出した後は、これらの思考を基に彼女がしがみついている「理想像」を探していきました。すると驚くことに、なんと彼女は8個もの理想像を持ったまま生きてきたことが判明したのです。以下が彼女のエゴセルフが掲げている彼女の理想像です。

●キャリアでの成功者（だから、彼女はなかなかSNSだけでは思ったような収入が出ていないことを悔しく感じていた）

●プライベートでの成功者　（だから、妹が幸せそうに結婚しているのを見ると、結婚をしていない自分と比べてしまって辛くなる）

●キラキラしている女性　（だから、必死にＳＮＳで自分の輝いている姿を投稿しては、「いいね」の数によって心が浮き沈みしていた）

●親孝行な良い子　（だから子供を持つことで、親を喜ばせることができると考えていた）

●愛される子　（親からの愛を得るために、自分が結婚することで、自分の家族も妹家族のように愛されると思った）

●価値のある子　（親から自分の価値を認めてもらいたくて、これまでに挙げてきたすべての理想の姿になることに必死だった）

●完璧な姉　（「完璧な姉でないといけない」と考えるからこそ、妹に対して嫉妬する自分が嫌でたまらなかった）

●美しい人　（「美しくあれば自分に価値が見出せる」と考えるから、白髪やしわが気になってしまい、自分の顔を見るのも嫌に。ＳＮＳの投稿では、それを隠すことに必死になった）

彼女の根底にあったエゴセルフが、このような8個の理想像を作り上げており、「これらの理想像にならなければいけない」と頑張っていることが、彼女を苦しめていたことが分かりました。

今まではそれで良かったかもしれません。本業と副業を両立しながら頑張って仕事をし、一生懸命SNSで自分の「成功者像」をアピールすることで、これらの理想像を埋めてこれたはずです。しかし、一度本業を失ってしまったことで、自分の生活を思ったように切り盛りできないことから、「キャリアとしての成功者」という理想像が埋められなくなりました。そして将来のことを不安に思った母からの様々なアドバイスは、「あなた、自立できなくて大丈夫なの？」というように聞こえてしまい、「キャリアでは失敗した娘」と判断されているように感じてしまっていたのです。

本当に得たかったことに気づき、比較しない人生を踏み出す

では、彼女が本当に得たかったのは何でしょうか。それは「親の愛情と承認」です。「ちゃんと金銭的に自立していることで、親から愛され、親から認められるはず」と思うことが彼女のモチベーションの根底にあったのです。本業を辞めてしまった今、どうにかして収入を得ていかなければいけません。そんなときに、「親から愛されたい、認められたい」と願う気持ちは、必要のないものです。焦りだけが募り、新たな道を築いていくと

きの妨げになるでしょう。

また、「結婚をして子供を持つ」ということで、親から認められると無意識に感じていました。そのため、大好きなはずの妹はライバルとなり、妹が幸せそうにすればするほど、彼女の心は曇っていったのです。そして、嫉妬心に気づけば気づくほど、自己嫌悪に陥っていました。このことに気がついた彼女は、穏やかな心でこう言いました。

「私は妹が大好きなんです。もうライバル視しなくて済みます。なぜならば、結婚していてもしていなくても、子供ができてもできなくても、私には今、気がついたことがあるんです。私の両親は、『私が幸せであればオッケー』って思ってくれますし、ちゃんと愛してくれています」

そう言って彼女は微笑むと、スッと立ってお礼を述べ、オフィスを後にしました。彼女は今日から新しく開けた「比較をしない人生」へ向けての一歩を踏み出したのです。

エゴセルフがあると、その「分け隔てる」性質のために、他人と比較をするようになります。常に周りと自分自身を比較し、自分は上か下か、優れているかどうかを確かめるようになります。人と初めて会ったときも相手と自分を比較します。SNSでただ投稿を閲覧しているときも、自分と相手を比較します。自分は上か下か、常に比べているのです。

初めて会った人だけでなく、大切であるはずの友人や家族、そして人生のパートナーでさえも、ライバル視することがあります。このお話の女性の場合、大好きなはずの妹に対して無意識のうちにライバル視し、妹が飛躍していく姿を見ては自己嫌悪に陥っていました。これもすべては彼女のエゴセルフが作り上げた理想像が原因なのです。

このようにエゴセルフの分け隔てる性質、他人と比較する性質、そして理想像を築き上げる性質に気づくことで、自分の苦悩は嘘のように解消するのです。苦悩の心から解き放たれたとき、ただシンプルに大切な人を愛することができるようになり、そしてありのままの自分自身を受け入れていくことができるようになります。

他人への文句は高く掲げている理想像が原因

他人の批判は自分を格上げするための行い

皆さんも、他人のことを口うるさく批判して、文句ばかり言っている人を見かけたことがあるのではないでしょうか。「あの人はしつけがなっていない」「人は○○であるべき」「社会は○○であるべき」……。

これは批判ばかりしている人がただ単にネガティブなのではなく、心の中の**エゴセルフが「自分はこのような人であるべき」という理想の姿を高々と掲げていることが多く、「自分はこのように素晴らしい姿である」と証明するために、相手を下げることで証明しようとしている行動**です。

例えば、あるおばさんが「今日、電車の中でぺちゃくちゃ話している人がいて、本当に迷惑だったわ。世間知らずね」と批判まがいの文句を言っているとします。このおばさんの心の中にはエゴセルフが存在しており、「私はちゃんとしているマナーのある女性」という理想像を掲げているのです。そして、自分がその理想の姿にあることを証明したくて、他人の文句を言います。「あの人はちゃんとしていない」と格下げすることで、「あの人よりも上」と自分が格上げされ、自分の心を満足させているのです。

また、なぜこのおばさんは文句を言う前に相手に注意をしないのかというと、それにも理由があります。「ちゃんとしているマナーのある女性」を演じていると、面と向かって相手を注意することは「はしたない人」となり、彼女の理想像とは逆のことになります。

本来、電車に居合わせた人々に迷惑がかからないことを優先するのであれば、うまく相手に注意すればいいはずです。しかし、そうはしません。自分の理想像にしがみつくことのほうを無意識に優先しているために、相手を批判することで、自分が理想像に近づいていることを証明しようとするのです。

他人の批判や文句が絶えない人は、自分自身の中に数多くの理想像を持っており、自分の素晴らしさを証明するために、他人を下げて批判します。「○○さんは敬語もちゃんと話せない」「○○さんの娘さんは出戻りらしいわよ」「お礼の電話もこないなんて」「○○するなんて主婦失格よね」……。きりがないほどの他人への批判は、身近な人から社会への批判へと拡大していきます。

もしあなたが「他人の批判をしている」と気がついたら、まずは自分の中のエゴセルフが理想像を掲げていないか確かめてみてください。「相手を下げることで、自分がどのような人になるのか」が鍵です。すると、いかに自分が相手よりも「すごい人」になりたかったのかということが分かってくるでしょう。

「自分に厳しい」というのも比較から生まれる

「自分に厳しい」からこそ自信がなくなる

エゴセルフが作り出す「比較」は、他人への批判を呼び起こすと共に、自分への批判をも呼び起こします。

よく「自分に厳しいんです」と言う人がいます。「自分に厳しい」というのも自分の中に高々と掲げている理想像があり、それとのギャップを常に縮めるように努力している状態です。しかし、理想像と現実との間にギャップが出てしまい、そのギャップが大きくなると、途端に自分を卑下するようになり、自己嫌悪に陥ってしまいます。

先ほどのSNSの女性の例でもそうでしたが、数多くの理想像を持っていると、自分に非常に厳しくなります。自分がいかに数多くの理想像とはかけ離れているかということを常に見比べて、自分自身を批判してしまうからです。叶うことのない理想像を無意識にたくさん掲げてしまっていると、自信をなくし、やりきれなくなり、あきらめの心が出てきて、鬱になることもあります。

逆に言うと、「自信がない」という人は「自分に厳しい」からこそ自信がなくなるのです。常に自分が作り上げている理想像と自分自身とのギャップを比較し、自分自身を批判し、卑下し続けるから自信がなくなるのです。**たとえどんなに努力しても、どんなに成功しても、自分が自分を批判するのをやめない限り、自信は生まれてきません。**

よく一般的に提唱されている自信をつける方法として、セルフ・アファメーション（自己暗示）というのがあります。「自分にはできる」「自分は美しい」「自分は成功者である」などと言い聞かせるという方法です。これは一時的には有効かもしれませんが、この自信のつけ方は、実は自分のエゴセルフに餌をあげているようなもので、エゴセルフはどんどん強化され、理想像をさらに大きくしてしまいます。一時的に「俺はすごい」と思っても、すぐにまた自分自身を批判する声が聞こえてきて、その自信は長続きしません。その上、強化された理想像は、ますます苦悩の基になってしまいます。

「～でなければならない」は理想像にしがみついている証拠

理想像の数は多くなくても、しがみつく（執着する）力が強いことで、自分に厳しくなることもあります。例えば「自分は頭が良くなければならない」あるいは「自分は父のような成功者でなければならない」というように、**「○○でなければならない」という、英語で言うMUSTの強迫観念がある場合、理想像にがっしりとしがみついている状態であることを表しています。**

なぜ「○○でなければならない」としがみついてしまうのかというと、多くの場合は子供時代に理由があります。何らかのきっかけとなる出来事や、他人からの何げない一言があり、その状況下で無意識のうちに「○○でなければならない」と強く感じたことから理想像が作られるのです。「愛されるために○○でなければならない」、「自分の価値を認めてもらうため○○でなければならない」と感じたとき、「愛される人であるべき」「価値のある人であることを証明しなくてはならない」と、無意識のうちに理想像にしがみつくのです。

もしあなたが「自分に厳しい人」であると思うなら、自分はどんな人になろうとしているのか考えてみてください。**エゴセルフの作る理想像が埋められているのかを判断するのは自分自身です。**他人がその理想像を埋めるのではなく、シチュエーションがその理想像を埋めるのでもありません。ということは、自分がすでにありのままの自分を認めることができれば、理想像はいらなくなります。それが楽に生きていく方法、つまり心穏やかに生きる方法なのです。

理想像はどのようにして作られるのか

理想像が作られる過程をいくつか挙げて見てみましょう。これらは個人カウンセリングでもよく同じパターンで出てくることがあり、幼い頃の経験から理想像が作られていく過程がよく理解できます。

〔例1〕ヒーローでありたい

幼いときに両親がもめているのを目の当たりにしながら過ごしたり、母親が悲しんでいる姿を見て、「母を助けたい」と思ったけれども、助けてあげられない自分の無力さを強く感じたときなど、子供の心の中ではこのような過程で理想像を作り上げることがあります。

「母を助けたい」→「強くならなければ」→「弱いものを助けることのできるヒーローにならなければ」という順に、「他者を助けることのできるヒーロー」になるために努力するようになります。

人を助けることは素晴らしいことです。しかし、大人になっても無意識のうちにこの理想像にしがみついていると、自分の心が知らないうちに「苦悩の状態」に陥ってしまいます。例えばこの理想像にしがみついたまま経営者になり、無意識のうちに周りの人や社員を「助ける」ことばかりに気を取られてしまうと、ビジネス上の判断がぶれてしまいます。経営上、非常に大切な資金繰りや、どうしても能力が発揮できていない社員の異動や解雇についても「自分がヒーローになること」に固執してしまうため、経営者としての判断が揺さぶられます。会社全体の存続に関する重大な判断が必要なときでさえも、「自分がヒーローに見られる」ことを無意識のうちに重視してしまい、ヒーローになれていない自分のことを苦悩するようになります。

これでは、会社のビジョンとリーダーのエゴセルフがやっている「理想像を埋める」ことが噛み合わないので、下で働く人は混乱するし、大切なことを決断できないリーダーのもとでは会社自体の存続も危ないことになるでしょう。

他にも、ヒーローになるために人に施しをしたり、他人を喜ばせるために行動を起こしたのにもかかわらず、相手の顔には喜びの表情もなく、感謝の言葉もないといった場合はどうなるでしょうか。「結局自分はヒーローとして認めてもらっていない」と感じるため、無意識のうちに苦悩に陥ります。しかしそれは、相手を助けるためにやっているわけではなく、「ヒーローでありたい」という自分の理想像を埋めるためにやってきたことが原因です。

〔例2〕美しくありたい、かっこよくありたい

学校でいじめられた経験がある人は、そのときの悔しい思い出から、このような順に理想像が作られるケースがあります。

例えば自分の容姿を基にいじめられた場合、「自分の容姿をそんなふうに言われて悔しい」→「美しく（かっこよく）ならなければ」→「見返してやれるような容姿にならなければ」となっていきます。いじめられないように、容姿を整えることを強く心の中に誓うのです。

いつもきちんと身なりを整えて美しくいようとするのは素晴らしいことです。しかし、先ほども述べたように、理想像にしがみついた瞬間、現実とのギャップに苦悩します。年々老いていく身体の変化を見ては苦悩に陥り、「ああ、もう私は美しくない。でも美しくなければ私の価値を認められない」とがむしゃらに努力することになります。化粧品から整形手術まで、ありとあらゆることを駆使して「美しさ」を保つよう努力するでしょう。しかし、どんなに頑張っても人は老いていきます。ものすごく努力して見た目だけきれいになっても、自分の心は満たされません。なぜならば、「美しい姿であるはずの自分」という理想像が永遠に埋まることはないからです。

この苦悩を解消するには、まずエゴセルフが作った理想像に気がつき、それがどこから形成され、そしてそれは果たして叶うはずの理想なのか、ということに自分でツッコミを入れていかなければいけません。

自分を自分で認めてあげること。それが自分自身を「これでいいんだ」とありのままで受け入れることになり、自分を愛することにつながるのです。

よく「自分を愛せ」という言葉を聞くと思います。でも「自分を愛する、愛する、愛する」と呪文のように言い聞かせたところで、本当に愛せるでしょうか。おそらく無理でしょう。言い聞かせるのではなく、大切なのはひとつひとつの心のブレに気づき、自分の心と向き合い、エゴセルフが作っている理想像を見出し、自分でこの理想像にツッコミを入れ、ありのままの自分でオッケーと考えられること。これこそが自分を受け入れることであり、「愛する」ということなのです。

「世間」とは誰か？ 誰に批判されるのか？

世界中の様々な分野の人々と接する中で、特に日本人の方からよく聞く言葉が「世間からどう見られるか」という言葉です。「世間から認められたい」という願望から「より良い市民であるべき」「良い人であるべき」「親孝行してあげられる息子（娘）であるべき」などの理想像が生まれているケースをよく見かけます。これは古代から日本人が村というコミュニティーの内で生きてきたところから生まれた文化なのでしょう。

さて、「世間に認められるような人になりたい」というこの「世間」とはいったい誰でしょうか。この質問をすると、どの方も目を白黒させながらしばらく考えたのち、「近所の人」と答えます。しかし、近所の人があなたの価値を決めるのでしょうか？ その近所の人って誰ですか？　鈴木さんですか？　それとも田中さんでしょうか？　こう質問をすると、別に近所の鈴木さんや田中さんの意向にビクビクしているわけではないことに気がつきます。

そして今度はこう言います。「じゃあ、世間とは友達です」。しかし、友達があなたの成功を承認するのでしょうか？　その友達って誰でしょう？　名前を挙げられますか？　こう聞くと、特定の友人に自分のすごさを証明してもらおうとしているのではないことに気がつきます。すると、「家族」とか「メディア」と言う人もいます。しかし、家族にどう言われようと、メディアにどう騒がれようと、おそらく自分のやりたいことをやってきたはずだし、彼らがあなたの価値を決めるわけではありませんね。

では、果たして私たちが恐れている「世間」とはいったい何者なのでしょうか。

実は**「世間」とは自分**です。自分で築き上げた理想像と現実とのギャップに恐れおののきながら、自分自身を批判しているのです。近所の人でもなく、友達、家族、メディアでもなく、自分自身に批判されて、自分自身で苦しんでいる状態なのです。「失敗はできない。なぜならば世間からどう思われるか……」というのは、「自分の成功者としての理想像を埋めることができなくなるから、失敗できない」と言っているのです。「離婚してしまったら、世間からなんて思われるか……」というのは「離婚は絶対にできない。なぜなら『プライベートでの成功者』になれなかった自分に我慢できないから」なのです。

これが分かると、自分の心の中にあるエゴセルフが作り上げている理想像のせいで、自分自身が苦しんでいる様子が理解できるのではないでしょうか。するとシンプルに、「私は誰にもならなくていいんだ、ありのままの自分でいいんだ」とあらためて感じることができるかと思います。

まとめ

Lesson 5
他人との比較から抜け出す７つの質問

難易度 ★★☆☆☆

まず自分自身を振り返ってみましょう。

①自分ではない「何者か」になろうとしていないか？
②誰かに認められようと頑張っていないか？
③「〇〇であるべき」という正しさに縛られていないか？
④世間の目が気になりすぎていないか？ （世間とは自分です）
⑤幼い頃に言われて傷ついた言葉を引きずっていないか？
⑥他人の文句を言っていないか？
⑦自己批判をして、自分に厳しくなっていないか？

Lesson 6

私たちがそこまでして追い求める「成功」とは何か

難易度

★★★☆☆

エゴセルフを基にして追い求める「成功」

多くの人々は常に「成功」を追い求め、頑張って生きています。「成功」と一言で言っても、それぞれ人によって意味合いが違います。例えば、お金をたくさん稼ぐこと、結婚し子供をたくさん持つこと、有名大学を卒業し大企業で出世の道を歩むこと、エベレストに登頂することなど、人によって様々な「成功」があります。また、金銭的な「成功」にしても、「1億円を稼ぐことが成功だ」という人もいれば、「10億円以上稼がなければ成功とは言えない」と考える人もいるでしょう。

人によって「成功」の意味合いはこんなにも違います。そもそも「成功」とはいったい何なのでしょうか。

実は、**自分を他人と比較をすることによって、初めて「成功（SUCCESS）」という観念が生まれます。つまり、比較する人がいなければ、「成功」することはできません。**

想像してみてください。もしあなたが世界でたった1人残された人だとしたら。あなた1人しかいない状態で、どのように「成功」できるのでしょうか。

「食べ物を調達する」という目標を作って「達成（ACHIEVE）」することはできるかもしれません。しかし、「成功（SUCCESS）」はできません。「家を建てる」という目標を立てて、その目標を「達成」することはできても、「成功」はできません。どのようにしたらたった1人の中で、自分は「成功者」であると言えるでしょうか。私たちは自分1人しかいないとき、目標の「達成」はできても、「成功」はできないのです。

＊ここでは、英語で言う「ACHIEVE（達成）」と「SUCCESS（成功）」という言葉の違いを述べています。日本語の「成功」は両方の意味を持つことがあり、混同してしまうかもしれませんが、区別して理解してください。コンシャスネスの学びの上では「ACHIEVE（達成）」とは、シンプルに目標に向かって努力し、それが現実になることを指します。一方「SUCCESS（成功）」とは、周りの人や過去の自分と比較しながら、エゴセルフによって作られた理想像に近づくことを意味しています。

私たちは生まれてから今に至るまで、周りの人と自分を比べることでアイデンティティーを作り上げ、エゴセルフを無意識のうちに育ててきました。背が高いか、低いか。頭が良いか、悪いか。どれだけお金があるか、ないか。どれくらい有名なのか。どれくらいフォロワーがいて、「いいね！」がついているのか……。このように比較することで「自分はこういう人なんだ」と理解し、それに基づいて行動します。このプロセスの延長上で

「成功」したいと願うようになります。「他人よりも秀でていなければならない」「過去の自分よりも秀でていなければならない」と無意識のうちに考えながら、エゴセルフを確立していくのです。

つまり「成功」とは、エゴセルフが基になっているモチベーションの作り方です。

「成功」後の満足感は長く続かない

人よりも良い学校へ進学し、人よりも良い会社に勤める。他人よりも多く稼ぐことを望み、誰もが羨むような自分の姿を発信する。このような「成功」を追い求めて頑張ってきた人は多いと思います。

しかし、これらのことをやり終えて、「成功」を手にしたとき、その満足感はどのくらい続くでしょう。満足感は1年間続くでしょうか？　1カ月続きますか？　それとも1週間、いえ、1日でさえも続くでしょうか？

「成功」を追い求めてきた人は、目標が達成されても満足感は長く続きません。到達点に立ったとき、人は周りを見て、さらに自分より秀でている人がいることに気がつくからです。上には上がいます。限りなくそれは続くのです。

例えば、1億円稼ぐことを目標にして「成功」を追い求めてきた人は、実際に1億円が銀行口座に振り込まれても、一瞬しか満足しません。少しはその余韻に浸ることはあっても、数週間後にはモヤモヤしてきて、落ち込み、鬱になることすらあります。

この鬱々とした気持ちを振り払うために、「俺の求めていたものはこれじゃない。もっと上を目指さなきゃ」と、さらなる「成功」を求めてがむしゃらに走り出します。そしてこのサイクルを繰り返した結果、離れていく家族や、失った健康などを目の前にして「俺はいったい何のために頑張っているんだ？」と不思議に思うのです。

比較から生まれる理想像は永遠に埋まらない

モチベーションがエゴセルフを基にして生まれたものであると、常に周りと比較する性質をもつので、「もっと」という欲望は止まりません。なぜならば、上には上があることに気がつき、**自分が掲げている理想像は永遠に埋まることがない**からです。「成功」することで一時的にその理想像を埋めることはできても、永遠に理想像を埋め続けることはできません。

例えば、1億円を稼ぐ、という「目標」が達成することができたとします。しかしエゴセルフが作っている理想像を埋めることの「成功」はしていないと気がつきます。例えば「父のような成功者になりたい」あるいは「○○のような成功者になりたい」というように、自分とは違う誰かになるという理想像を埋めるために、1億円を稼ごうとしていたとしたら、実際にゴールに到達してみても、その理想像を埋めることはできていない、と感じるのです。どんなに頑張っても自分＝父にはなれません。「成功」することで一瞬だけ理想像に近づいたと思っても、すぐに自分自身の中で比較が生まれて長続きしないのです。

このようにエゴセルフを基にしたモチベーション作りでは、比較ばかりが生まれ、いつまでたっても満足することはできない人生になります。追い求めている「成功」の先には幸せなど待っているはずもありません。

実現不可能な理想像に気づく「アハ・モーメント」

幸せな人生を送りたければ、まずはエゴセルフによって作られた理想像を見極める必要があります。そして、その理想像にしがみつく理由に気がつき、ありのままの自分を認めていく必要があります。そうすることで、自然と比較をしなくて済むようになります。今までのように、いかに自分が「成功しているか」に焦点を当てる生き方から離れることができるのです。

「人と比べない」と自分に言い聞かせても無理です。他人と比較しないようにするには、まずは自分の心の苦悩とちゃんと向き合って、苦悩を解消しなくてはいけません。苦悩を解消すれば、結果的に「自分はありのままでいいんだ」と考えるようになり、自然と他人との比較をやめられるようになるものなのです。「人と比べない」「自分を愛せよ」「自分を認めよう」などと言い聞かせるのではなく、一番大切なのは自分の心の底にある理想像を見極めることです。「自分は誰（どんな人）になるために頑張っているのか」をはっきりさせることが大切です。

自分が追い求めてきた「成功」の根底に、実現不可能な理想像が存在することを知ったとき、初めて心が晴れ、「アハ・モーメント（気づきの瞬間）」が訪れます。

この瞬間、なぜ今までの「成功」の仕方が苦しかったのかが分かり、初めて鎧《よろい》が取れるような感覚があるでしょう。平穏な心が訪れ、はっきりと今やるべきことが見えてきます。これらは「美しい心の状態」に戻った証拠です。「自分は自分でいいんだ」と気がつき、自分が目指してきた方向性がいかにぶれていたかが分かります。

その心の状態になって初めて「今、ここ」に意識を持ってきて「今やれること」を一生懸命、精力的に行うことができます。集中することができるので、自然と目標達成がしやすくなり、努力している今を楽しむことができます。これが幸せに生きるということです。幸せは到達点にあるのではなく、毎日の生活の中ですでに心の中に湧き出てくるものです。

この生き方を繰り返していると、いつの間にか周りの人が自分のことを見比べて、「○○さんって『成功』してるね！　すごいね！」とコメントしたりするようになるのです。そんなとき、おそらくあなたは、この称賛の言葉が滑稽に聞こえてくることでしょう。「自分は別に『成功』しようとしてやっているわけではなく、ただ『今』に心を置き、一生懸命生きているだけなのに」と。

これこそがコンシャスリーダーの生き方と言えます。

まとめ

Lesson 6
私たちがそこまでして追い求める「成功」とは何か

難易度 ★★★☆☆

●エゴセルフを基にした「成功」のサイクル

比較を基に考える

→その瞬間は１番になったとしても、永遠に１番であり続けることは不可能

→さらに頑張る

→しかし、さらに上がいる現実に直面する

→理想像は埋まらない

●理想像にしがみついていないか、気がつくこと

⇓

アハモーメント（苦悩な状態で理想像にしがみついても意味もないし、そもそも実現不能なことに気づく瞬間）を大切にする

自然体で今を生きることが、結果、世間で言われる「成功」につながっている

Lesson 7

他人や環境に影響されない「しなやかなビジョン」の描き方

難易度

★★★☆☆

目標を作るとき、「誰かのようになりたい」と考えていないか？

理想像にしがみついたとき苦悩に陥る

皆さんは学生の頃、将来の夢を聞かれたことがあるかと思います。そんなとき、シンプルに将来の職業を考えるだけではなく、様々なイメージが頭の中に湧き上がってきたことでしょう。

「お父さんみたいに立派な人になりたい」「憧れの俳優みたいになりたい」「お母さんみたいに優しいママになりたい」「マザーテレサのように人を助けられる人になりたい」……。

人は自分の周りにいる人や雑誌やテレビなどの影響を受けて「誰かのようになりたい」と考えます。また、周りにあまり尊敬できる人がいない場合は、反面教師で「父のようにはなりたくない」「母のようにはなりたくない」という形で「誰かとは正反対の人になりたい」と考えます。

これらの「誰かのようになりたい」（あるいは「誰かとは正反対の人になりたい」）という目標

設定というのは、理想像を作り上げていることと同じです。先ほども述べたように、理想像にしがみつくと、自分が苦悩する原因となるのです。

「自分は何者なのか」を本当の意味で知る

理想像を持つのは構いません。「お母さんみたいに優しいママになりたい」と思うからこそ、大人になった今、ちゃんと子供たちの面倒を見て、食事を作り、楽しい家庭作りに励むことができます。繰り返しますが、コンシャスネスの学びは良し悪しではなく、「気づく」ことが大切なのです。普段、理想像を持っているのは構いません。でも無意識のうちに作られた理想像にしがみつく瞬間に苦悩するわけですから、そのときに「あれ、自分の心がモヤモヤする」と気づくことが大切です。そして、そのモヤモヤの原因が、理想像にしがみつくところからきていることに気づくと、その滑稽さに気がつきます。そして「今の状況下で理想像に近づくなんて実現不可能だな。私は私でいいんだ」と楽になります。

私たちはどんなに頑張っても、他の人になることはできません。どんなに頑張っても、自分はお母さんやお父さんとは別人なのだし、どんなに努力しても憧れの誰かになることはできないのです。**つまり、「〇〇のようになりたい」という目標設定自体が実現不可能であり、この目標設定の仕方は苦悩を呼び起こすきっかけになるのです。**他の誰かになろうとするのではなく、「自分はいったい何者なのか」ということを、本当の意味で知ることが大切です。

これから「自分」とは本質的にいったい誰なのか、ということについて詳しく見ていきましょう。

自分とは誰か?

自分は「状況」ではない (I ≠ CIRCUMSTANCE)

「あなたは誰ですか?」と聞かれたら、どのように答えますか?

通常であれば、名前を答えたり、職業を答えたり、他人との関係性を答えたりすると思いますが、ここではもっと踏み込んで、「私は誰なのか」ということを本質的に考えてみましょう。

自分＝名前？

「あなたは誰ですか？」という質問に対して「私は佐藤です」と名前を答えることがあります。しかし、ここでは「名前」を聞いているわけではなく、本質的に自分とは誰なのかを聞いています。つまり自分＝名前ではありません。

自分＝職業？

「私は○○会社の経営者です」「私は農家です」「私はアスリートです」と答える場合は、自分が今現在、携わっている仕事を述べています。しかし、これはあくまでも、今自分が従事している仕事を表しているにすぎません。職業が変わるたびに自分自身が変わるわけではないので、本質的には自分＝職業ではありません。

自分＝他人との関係性？

「私はこの子の母親です」「私は○○の夫です」と答える場合は、自分と他人との関係性を表しています。他人との関係性には、「夫」「妻」「親」「子供」「教師」「生徒」「上司」

「部下」などがありますが、相手がいなければ、この関係性は存在しません。子供がいなければ親になりませんし、パートナーがいなければ夫・妻になることはできません。しかし、相手がいなければ自分が存在できないことはないはずです。つまり本質的には自分＝他人との関係性ではありません。

自分＝所有している物？

「私はお金持ちです」「私は貧乏です」など、お金や物質の有無によって状況が変わる状態を答えにする場合もあります。しかし、お金や物質の有無＝自分ではないのは明らかです。本質的には自分＝所有している物ではありません。

これまで挙げてきた名前、職業、他人との関係性、所有している物など、すべては今置かれている状況やシチュエーションを表しています。まとめて言うと、**自分＝今置かれている状況ではない**と言えます。所有しているものや職業があなたを決めるのではなく、他人との関係性や、病気やケガがあなたを決めるわけでもありません。

自分は「身体」ではない (I ≠ BODY)

では、次の回答はどうでしょうか。

自分＝性？

「私は男性です」「私は女性です」「私はゲイです」などと、性＝自分として表現する場合もあります。しかしこれは単に自分の性を表しているだけであり、自分＝性ではありません。

自分＝感情？

「私は寂しがりやです」「私は嫉妬深いです」などと答える場合は、無意識のうちに自分＝感情と考えてしまっている状態です。人はある一定の期間、同じ感情を経験していると、それが習慣となり、ついにはアイデンティティーとして感情を取り込むようになります。例えば、長い間自分の心の状態が「苦悩の状態」になっていて、悲しみや寂しさを感じていると、いつの間にか「寂しい」と感じることが習慣となり、いつしか「自分＝寂しがりや」になるのです。同じように、いつもカッカカッカと怒っている人は、常に苦悩の状態にあり、それが習慣化し、いつしか「自分＝怒りっぽい人」となるのです。寂しがりや、嫉妬深い、怒りっぽいなどというアイデンティティーは、感情がただ習慣化したものです。本質的には自分＝感情ではありません。

自分＝思考？

自分の頭の中に現れる思考というのは、自分の脳が作り出したものであっても、自分のアイデンティティーと混同してはいけません。思考は自分の経験の記憶とエゴセルフによる理想像を基に自然と作られるものであり、これは自分自身とは違うものとして捉えることが大切です。これは前にも述べた通り、メタ認知をするスタンスのことです。一歩引いて、自分の思考を見ていくことが大切です。自分＝思考と考えてはいけません。

自分＝病気やケガ？

「私はガン患者です」「私は糖尿病患者です」と名乗る場合もあるでしょう。これは自分の病気やケガの状況を示しているだけであり、自分＝病気やケガではありません。

これらの性別、思考、感情、病気やケガなどは自分の身体の状態を表すものであり、これらをまとめると**自分＝身体ではない**と言えます。

自分は「過去」ではない　(I ≠ PAST)

自分＝過去の出来事？

「私は○○の犠牲者です」「私はガンを克服した生還者です」「私は○○賞受賞者です」「私は○○の大会で優勝した元アスリートです」……。私たちはこのように過去に起こった出来事を自分のアイデンティティーに取り込み、自分自身を言い表すときがあります。思いもよらない出来事があり、その影響により自分は「犠牲者」だというアイデンティティーを取り入れる場合もあれば、その出来事を乗り越えて「生還者」としてアイデンティティーを取り入れる場合もあります。過去の偉業を取り入れるときもあるし、過去の失敗を取り入れるときもあります。しかし、これらはすべて過去の出来事であり、本質的には**自分＝過去の出来事ではありません。**

自分とは「コンシャスネス」である（I = Consciousness）

ざっと挙げただけでも、私たちはあらゆることを利用して、自分を表現していることが分かります。それは大きく分けると「今置かれている状況（CIRCUMSTANCE）」「身体（BODY）」「過去（PAST）」の3つになりますが、どれも本質的には「自分」ではありません。

では、いったい「自分」とは何なのでしょうか。

BODY（身体）という物質的観点から見ると、私たちは「生命」です。動物や植物と同じように私たちは細胞で作られており、細かく見てみると、その細胞さえも原子や分子、もっと細かい単位で見ると素粒子で構成されています。そして、さらに小さな単位は、現代の私たちにはまだ理解できない領域です。

ということは、今現在の科学では証明できないからと言って、さらに小さい単位が「ない」とは言えないのです。

一方、人間は地球上に生まれた生命ですが、さらに大きな視野で見ると、その地球でさえも、数多くの惑星や星の中の1つにすぎません。その他の様々な物質で作られた宇宙全体の生命体の1つです。そして星や惑星などが、お互いに関わり合い、引き寄せ合いながら存在しているのと同じように、私たち人間もまた関わり合い、引き寄せ合いながら存在している生命体です。

それなのに無意識のうちに、エゴセルフの存在によって「人類は世界で一番秀でた生命である」と自分中心の世界観を持つようになります。その上で「自分」を「名前」「職業」「他人との関係性」「病気やケガ」「性」「感情」「思考」「過去の出来事」などと結びつけ、「自分とは何か」をマインドで理解しようとします。そうすることで「自分と周りとは別物」という分け隔てる見方をするようになり、「自分は特別で、秀でている存在」である、あるいはそうでなければならない、と錯覚するのです。

しかし私たちはBODYの観点からすると、全宇宙に存在する生命の1つです。何十億の銀河系や何兆にもおよぶ星や惑星がこの全宇宙に存在する中で、その1つの生命として意識を持っているわけです。私たちは引き寄せ合い、関わり合いながら存在するもの、ただそれだけなのです。

では、コンシャスネスの観点からすると、自分とは何でしょうか？

自分とは、実は「コンシャスネスそのもの」なのです。

私たちの意識は分け隔てのない1つのもの

私たちは、五感から得た情報を基に、自分のことを理解しています。

もし五感を使わなかったとすれば、どのように自分のことを理解することができるでしょうか。想像してみてください。目も見えなくて、耳も聞こえなくなり、肌に感触を感じなくなり、味覚も、嗅覚もなくなったとしたら、どのようにして自分のことを理解するのでしょうか。

どこからどこまでが自分の身体で、どこからどこまでが自分じゃないのか、それさえも分からなくなります。つまり、五感があるから「手の指からこちらは自分の身体で、手の指の感覚がなくなったところから自分じゃない」と思うのであって、もし五感がなければそれすらも分からなくなります。言い換えると、普段の私たちは、限りのある五感によってしか理解することのできない、限られた生き物です。

BODYの観点を越えてコンシャスネスの観点で見ると、私たちの意識は分け隔てのない1つのものです。そしてこの感覚は、メディテーションを長く続けていると体感することができます。さらにコンシャスネスの学びを続けていると、トランセンデンスの経験をするときが来ます。このトランセンデンスの瞬間に、「自分＝コンシャスネス」であることに気づくのです。自分の身体としての限界を超越し、（空気も、自然も、人々も、そして宇宙さえも含めた）周りのものすべてが一体になっている感覚をつかむことができます。BODYの観点では私たちは1つの生命。そして、コンシャスネスの観点では、自分とはコンシャスネスそのものなのです。

目標の根底にあるエゴセルフ

今の積み重ねしかない

自分とは何なのかということを理解することが、あらゆる苦悩を解消するときに役に立ちます。自分とは状況によって表現されるものでもなく、過去の出来事から表現するものでもない。さらにBODYによって表現されるものでもなく、実は「自分は意識そのものである」という事実を体感したとき、初めて様々なことを理解し始めます。

「〜のようになりたい」という目標設定は、エゴセルフを基にしたモチベーションの作り方であり、これが基になって苦悩が生まれていること。人は「秀でているものでもなく、特別なものでもなく、生命体の1つであり、私たちはコンシャスネスそのものである」ということ。これらをマインドで理解するだけではなく、身体でコンシャスネスを体験するのです。

このトランセンデンスを経験した後は、今までと同じような生き方をしなくなります。自分はいったい何者で、自分は何をエンジョイし、人生において何をしたいのか。周りや他人と比較せず、自分の理想像とも比較せず、シンプルに「今ここ」に意識をおいて生きることのみ、と気がつきます。

私たちには「今」の積み重ねしかないことにも気がつきます。自分のことを理解し、「今ここ」に意識を持ってきて、今目の前にあることに集中することで、今この瞬間を楽しむことができるようになります。この積み重ねが「幸せな人生」なのです。

目標は自分の可能性を制限する側面がある

「今を生きる」ことを続けていると、事実上「どこまで達成する」というゴール設定は、そもそも必要ではないということに気がつくでしょう。目標を設定するときは、今手元にある情報だけを基に、限りのある世界観の中でゴールを設定しています。言い換えると、**目標設定には、自分の可能性を制限している側面がある、ということです。**

100メートル走に挑む世界の選手たちを例にして見てみましょう。過去に9秒台で走った記録がなかった一昔前の選手たちが、どのような目標を立てていたのか、想像できるでしょうか？　おそらく「10秒台でなるべく早く走れるように」と、当時の過去最高記録を目標にすることでしょう。しかし、ある人がその記録を更新し、9秒台に突入すれば「え、可能なんだ！」と気づき、世界中の選手たちが自分の目標を設定し直すのです。つまり、過去の記憶と今ある情報を基にして目標設定するというのは、同時に自分にリミットを設けることでもあります。今では100メートル走において10秒を切って走ることは、世界大会の常識となっています。

これはビジネスの世界でも同じです。もし自分の会社で「1億円の利益を上げるぞ」と目標を立てたとしたらどうでしょうか。1億円を稼ぐことにがむしゃらになり、「将来」の利益を考えながら、気持ちは焦るばかりです。意識は「今」にないので集中もできないし、「今」やらなければいけないことすら分からなくなります。取引先相手と心もつながらなくなり、自分のクライアントとも心がつながらず、本当に顧客が求めていることが分からなくなります。そんな中「1億円を稼ぐ」という目標はプレッシャーとして肩に重くのしかかり、「稼げなきゃ成功者にはなれない」とばかりに苦しい生き方をしなければいけないのです。

それよりも「今」に意識を持ってきて、一生懸命「今」やるべきことを集中してこなすことができたらどうでしょうか。結果が出て、周りとも心がつながり、楽しい働き方ができるようになるでしょう。クリエイティブなアイディアもここから生まれます。これを続けることで、いつの間にか1億円を超して2億、3億円、という素晴らしい結果になっていくかも知れないのです。

マラソンを走るときのアドバイスで、聞いたことがある方も多いのではないでしょうか。長距離を走っていると、苦しくなってつい「もうダメだ」と思ってしまいますが、小さな目標設定を何度もすればうまいく、というものです。「5～6本先の木まで走る」ことを目標にして、その木まで来たら今度は「数本先の木まで走る」と、それを繰り返すのです。するといつの間にか本来のゴールに近づいているという方法です。

実はこの小まめなゴール設定は、自分の意識を「今ここ」に持ってくる方法です。長く走っていると、様々な思考が頭の中を流れます。思考は過去や未来のことを行ったり来たりしながら、「前回は○時間○分で制覇したんだ」と過去のことを考えたり、「あとどのくらいで到着するのだろう」と未来のことを考えます。様々な思考が出ているときは、無意識になっているため、足が遅くなったり、足が自動的に止まってしまったりします。このように意識を過去や未来に飛ばさないように、「今ここ」に集中させて、「あの木まで頑張ろう」と目標設定をするのです。つまり、**「今ここ」に意識を集中させて、それを積み重ねていくことが、最終的にいい結果をもたらす、ということです。**

このように、「今ここ」に意識を持ってきて、やるべきことを一生懸命していると、いつの間にか叶えたいと思っていたレベルすら超えていることがあります。

ビジョンを設定し人生の方向性を決める

ただし、**どのような方向性を持って「今」を生きるのか、というビジョン設定は大切**です。「どのような人生を送りたいのか」あるいは「どのような世界になってほしいのか」という人生においての大きなビジョンを持つことで、どちらを向いて集中すればいいのかが分かるからです。

このことをお話しすると、「目標設定はいけないことなのか？」と聞きたくなるでしょう。もちろん、短期的に目標設定をして何かをやり遂げる、ということは良いことでも悪いことでもなく、必要であれば目標設定をすればいいし、必要でなければしなければいいのです。ただ気をつけなければならないのは、**エゴセルフが根底にある目標設定だと、苦悩を作り出すきっかけになるということです。**

例えば「英会話をマスターするために、外国人の友達を作るぞ」という目標設定をしたとします。もしこの目標設定がエゴセルフによって作られたものだとしたら、「英会話ができれば、成功者って思われる」とか「英会話をすれば、カッコいいって思われるから」などというものが根底にあったりします。すると英会話自体がノルマになってしまい、だんだんと辛くなってくるでしょう。「かっこよく思われる」ために必死になって発音を練習したりするかもしれませんが、しょせんは訓練でしかなく、会話自体を楽しむことができません。

一方、もしこの目標の基にエゴセルフがなく、「英会話をすることで世界中の人々とコミュニケーションができる」というグローバルに生きる自分の人生のビジョンが基になった目標設定ならば、「友達を作る」という目標は自分の害になりません。外国人との会話やレッスンは楽しいものとなり、たとえ日本語なまりの英語であっても、あまり気になりません。かっこよく見えることが大事なのではなく、コミュニケーションが取れればいいからです。

エゴセルフを基にした目標設定は苦悩を呼び起こす

この「エゴセルフが基になった目標設定」によって生まれる苦悩は、ビジネスの世界でも非常によく見られる典型的なパターンです。

〔ストーリー〕

ある上場企業の社長をされている60代の男性がカウンセリングにいらっしゃいました。日本・海外に工場をいくつも持ち、数千人の社員を雇い、大規模な経営をしておられる方です。プライベートでは家族に恵まれ、外国に別荘もお持ちです。

これだけ聞くと、何の不自由もない方のように思われることでしょう。しかし彼の顔は土色で、苦渋に満ちています。実はしばらく経営不振が続いており、打開策を見つけるために苦しみながらの経営を続けてきたと言います。自分と向き合ってみても、思考がぐちゃぐちゃしていて何が何だかよく分からないとのことでした。それでも働かなくてはならない、数千人の社員を率いていかなければならない、というプレッシャーは相当なものです。さっそくカウンセリングと内観を通して、彼の心の中を見ていくことにしました。

見ていくと、彼のエゴセルフが「父のような成功者」でなければならない、という理想像を作っていたことが分かりました。彼はずっと何十年もこの理想像にしがみついて生きてきたのです。彼の父は偉大な経営者であり、この会社の創設者として名声もあり、実際に会社を上場させて偉業を成し遂げた人です。それを受け継いだ自分は「父のような偉大な経営者」でなければならないと、常に理想を掲げて頑張ってきたのです。時代は変わり、経営不振が続く今も、この理想像は常に肩に重くのしかかっていました。しかし現実に目の当たりにするのは、理想像とはかけ離れた自分の姿。それが辛いのだということに気がついたのです。会社の経営不振が辛いのではなく、父のように立派になれていない自分を見るのが辛かったのです。

この理想像にしがみつくからこそ、経営の判断も鈍り、大事な決断ができなくなり、どんどん経営は悪化していたのです。

しかも、子供に継がせたいという気持ちがさらに自分にとってのプレッシャーとなってのしかかっていました。「父がやってくれたように、俺も子供に会社を継がせたい。しかしこんな赤字の会社を継がせていいものか……」。このままでは親としての尊厳も保てなくなってしまいます。

このように、経営者としても親としても、どうすれば「自分は素晴らしい人である」と見せることができるのか、ということばかりに気を取られていたのです。

これが、エゴセルフが基になった目標設定です。

トップに立つ者が、自分自身の理想像を埋めるために忙しくしていると、周りはついていけなくなります。社員も、家族も、いったい何に向かって頑張ればいいのか、よく分からなくなってきます。リーダーの行動は、周りにとっては意味不明でしかないのです。

経営改善策も、根底には「自分が素晴らしい人であることを証明しなければ」という思いが根底にあるため、結局はうまくいきません。目先の目標は掲げられていても、そこに意義を見出せないから、社員のモチベーションも上がりません。

家族は、彼が悩んでいることは分かっていても、本質的に何に悩んでいるのかが分かりません。「心ここにあらず」の状態なので、心が通じ合わないのです。

しかし、彼の本当の悩みは「経営不振」ではなく、「父親のように立派な人だと見られていない」ということだったのだと分かった途端に、彼は涙をこぼしました。

どんなときでも大きな心で支えてくれた優しい父。かつて憧れだった亡き父の面影を再確認し、「自分が父のようになるのが大事なのではなく、自分が幸せに精一杯生きていることが大事なんだ」と、亡き父の偉大な愛を感じることができた瞬間でした。

土色だった彼の顔色は良くなって表情は穏やかになり、明るい希望の光を目に捉えることができました。

このセッションの後、彼は経営状態を改善するために全身全霊で尽くすようになりました。大企業のリーダーとして、「この企業が世の中に与えられる価値とは何なのか」というビジョンがクリアになり、苦境の海原で舵を切って船を動かしていく感覚を、初めてつかんだと言います。

また、「父がしてくれたように会社を子供に継がせること」に躍起になるのではなく、「子供がやりたい人生を生きればいい」と考えるようになり、心が楽になったと言います。実際、息子さんは「会社を継ぎたい」と言っていたわけではなく、すべては自分のマインドが作り出した苦悩だった、とチャーミングに照れ笑いされました。


このようにエゴセルフが根底にある目標設定によって苦しむ人は非常に多いです。まずは目標設定自体に自分の可能性を制限する性質があること、そしてエゴセルフを基にした目標設定は、苦悩を呼び起こすという事実を知っておくことが大切です。

そして自分を飛躍させるために非常に大切なのはビジョン（方向性）を持つことです。どのような企業にしたいのか。何のための企業活動なのか。これらをはっきりさせることで、自然と周りの人のモチベーションも上がってくるし、クリエイティブな考えも浮かんでくるのです。

リーダーの意義は、ひとりひとりの社員の目先のゴール設定にとらわれることではなく、会社全体のビジョンが伝わっていることを確認することです。ビジョンが伝わって初めて、社員ひとりひとりのクリエイティブなアイディアが生まれてくるのであり、それをうまく集約して全体を率いていくのがリーダーの役割と言えるでしょう。

大きなビジョンを持つこと

人生の方向性をイメージし、夢を描くこと

ビジョンとは人生の方向性です。自分の人生でどの方向に行きたいのか、という方向性を決めておけばいいということです。山の上にドーンと旗を立てて、「僕はこんな人生を送りたい」という大まかなイメージで、夢を描くことと似ています。

具体的な詳細は一切必要なく、そこには笑顔で幸せそうな自分の姿、どんな感じの場所に住み、誰と共に幸せを共有しながら生きているのか、そんな大まかなイメージでいいのです。

〔ストーリー〕

世界的に有名なプロバスケットボールのコーチがインタビューされたときのお話です。「どのようにしてチーム全員のモチベーションを上げて、連続優勝を果たすことができたのですか？」という記者の質問に対し、彼はこう言いました。

「選手達に、勝つことに集中させるのではなく、試合の中で『今ここ』に意識を持ってきて、その場でベストなプレーをすることに集中させることです」。

もし勝つことに気を取られたり、過去の栄光をプレッシャーに感じたりしながらプレーしていたとしたら、心ここにあらずの状態になり、苦悩の感情が出てきて、結局集中ができないからです。

それぞれの選手がそれぞれのベストを「今ここ」に集中して発揮すること、そしてそれを継続した結果が、たまたま勝利につながっただけのことだと話していました。つまり、勝ち負けとはただの結果であり、勝っても負けても自分の意識が集中していてベストであれば「それで良し」とするのです。

このコーチは「勝つこと」を目標に設定していません。「勝つこと」を目標にすることで、かえって集中ができていないことを表しています。もし2回続けて勝ったとして、最終的に3回目の連続優勝を目指すとなると、選手にさらなるプレッシャーをかけることになり、かえってうまくいかなくなるのです。ここではコーチと選手の間に、チームのビジョンがあります。「『今ここ』に意識を持ってきて集中力を研ぎ澄まし、それぞれの与えられた瞬間で自分の最高のプレーを発揮すること」。このチーム全体のビジョンがあると、選手ひとりひとりが「今与えられた瞬間を楽しむこと」ができます。そして、ビジョンのもとにチームが一体となって結果を出すことができるのです。

仕事でもパートナーとの間でも、ビジョンが必要

ビジネスでもビジョンは必要です。「どのくらいお金を稼ぎたいのか」という目標設定ではなく、「私たちの企業はこのような感じの企業で、地域にどのように価値を提供し、どのような世界を創っていきたいのか」というものです。

これは企業のトップにいる経営者の心の底から生まれたもので、経営者自身の人生観とマッチしていなければいけません。マインドだけで考えられた机上の空論では誰も共感はせず、人を動かしていくことはできません。それくらいリーダー本人の信念から生まれるビジョンは大切なのです。

私たちひとりひとりにもビジョンは必要です。どんな人生を送りたいのか、どんなとこ

ろに住み、どんな人と共に生きて、どんな人生を送りたいのかを考え、常に自分はどの山を登っているのかをイメージしておくことが大切です。

パートナーがいる人は、自分自身の人生のビジョンを持つ以外にも、パートナーと共同のビジョンを持つことが大切です。お互いの個人のビジョンを共有し合い、共同のビジョンを作り上げるのです。紙に書く必要はありません。お互いに共感し合い、価値観を確かめ合うことが大切なのです。

このビジョンはお互いが成長するに従って変化します。初めは都会で多くの人に囲まれたイメージの人生のビジョンを持っていて、「お互いに働きながら、尊重し合う人生がいいよね。子供はしばらくはいらないよね」と言って同意していても、そのうち「子供が欲しいね」となり、「1人だけじゃなくて2人は欲しいね」となり、そのうち「やっぱり大家族がいいよね」となるかもしれません。また、初めは都会で刺激がある生活を好んでいたのに、年を重ねていくにつれて、自然の中で静かに暮らしたいと思うようになるかもしれません。

しかし、パートナーとお互いのビジョンを話し合っていないと、お互いの意見がかみ合わず、うまくいかなくなります。深いコミュニケーションを取っていないカップルは、お互いのビジョンを知らないまま時が過ぎ、ビジョンの変化にも気づきません。年に1～2

回ではなく、常日頃からビジョンを確かめ合うことが大切なのです。

だからこそ、1日最低10分はパートナーと向き合うことが大切なのです。テレビを見ながら、スマホを触りながら、あるいは食卓を囲みながら、ではいけません。身体が一緒の空間にあっても、あなたの意識がそこになければいけません。子供抜きで、パートナーとあなたが向き合う時間です。話をしてもいいですし、必ずしも話をする必要はなく見つめるだけでも構いません。一日10分、心を合わせるためにパートナーと向き合うこと。それを習慣づけることが、お互いのビジョンと価値観を合わせながら生きることにつながります。

「苦悩の状態」になるとビジョンは見えなくなる

「ビジョン」は山頂の旗、「思考・感情」は視界をさえぎる霧

ビジョンは、山の上に立つ旗のようなもので、私たちが目指すべき方向を示してくれます。しかし、苦悩の状態になると、山は霧で隠れます。霧とは、マインドが作り出した思

考やネガティブな感情です。そして、苦悩の霧によって山の上に立っていたビジョンの旗が見えなくなります。

　苦悩の状態にいるときは、自分がどの山を登っているのか、どの道を選べばいいのか分かりません。先が見えず、やみくもに前進している状態です。

　しかし、「4つのステップ」の内観を通して苦悩を解消すると、嘘のように霧が晴れ、山の頂上が見えてきます。そのときによく聞くのが「俺ががむしゃらに頑張って登っていた山は、違う山だった」という言葉です。苦悩の状態にあるときは、「成功者になりたい」という想いだけで頑張っていて、エゴセルフが「高級車が欲しい」「美しい奥さんが欲しい」「大きな家に住むんだ」「有名になるんだ」と言いながら、自分の理想像を埋めるために霧の中を前進している状態だったのです。

苦悩の心の状態

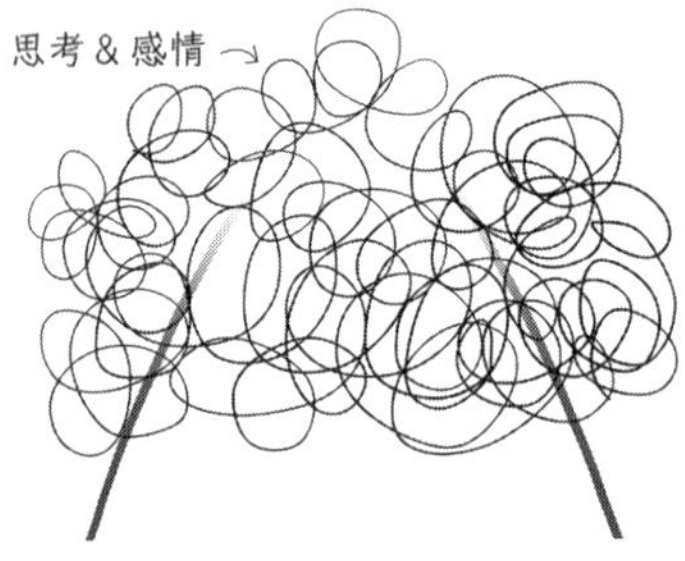

美しい心の状態

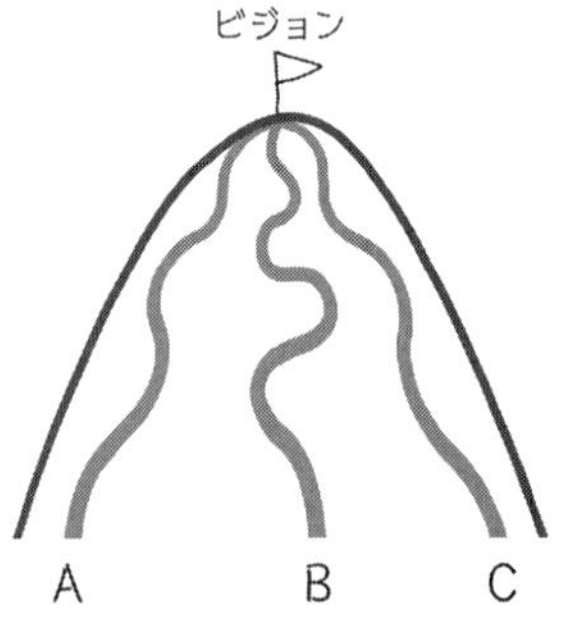

しかし、その霧が晴れた瞬間に、「物質的な物や名声を追い求める中、今まで僕が本当に求めていたのは自分自身を証明することだったんだ」と気がつくのです。これが、本来自分が登りたかった山が、違う山であることに初めて気がついた瞬間です。そしてそのとき、初めて本当のビジョンが生まれます。「僕はこんな感じの幸せな人生を送りたいんだ」と、自分の登りたい山が見えるのです。

目的の山頂には、どの道からでも行ける

ビジョンがはっきりとし、どの山を登っているのか分かったとき、気づくことがあります。

ビジョンの山頂に行くには、Aの道を登っても、Bの道を登っても、あるいはCの道でもいいんだ、と。道を選択するときにどの道でも頂点の旗に行けることが見えるからです。つまり、選択するときにシンプルに「今ある情報の中で、最短な道」を選べばいいだけです。その後、もしAの道がうまくいかないと気がつけば、その時点で他の道を選び直せばいいだけなのです。どの道を選んでも頂上へ近づけることが分かっているので、「なぜ俺はAを選んでしまったんだ……」と嘆く必要もありません。

よく「私って優柔不断なんです」と言う人がいますが、優柔不断な人はシンプルに「心が苦悩の状態のまま生きている」ことを意味します。なぜ物事の選択ができないかというと、ビジョンの山の上に立っている旗が霧で隠れてしまっているので、どちらを選んでいいのか分からないからです。しかも、どの道が頂上につながっているのかも見えません。見えなくしている霧は、マインドの思考と感情です。この霧（思考と感情）を払拭するためには、まず自分と向き合って苦悩を解消していけばいいのです。

まとめ

Lesson 7
他人や環境に影響されない「しなやかなビジョン」の描き方

難易度 ★★★☆☆

●「誰かのようになりたい」というビジョン設定は、自分を苦しくする

●自分とは「状況」「身体」「過去」ではない

●「自分＝コンシャスネス」
→すべてとのつながり（関係性）の中で存在している

●自分の可能性を制限する目標設定よりも、ビジョンを設定すること
→エゴセルフが土台になっている目標は、むしろ成長を阻害し、苦悩を引き起こす

●ビジョンを作るときの４つのポイント
①細部にこだわる前に、心から成し遂げたいことを想像する
②自分のためだけでなく、誰かと幸せを共有できるもの
③ゴールまでのたどりつき方（道のり）はこだわらなくていい
④ビジョンを描けたら「今、ここ」に集中する

Lesson
8

「いちばん大切！でもすごく難しい」パートナーシップ11の教え

難易度
★★★★☆

夫もいい人、妻もいい人。幸せになりたいだけなのに、どうしてこんなに難しいの？

家庭と仕事の両立に悩む妻

仕事がいくらうまくいっても、プライベートで家族といい関係を築いていなければ、幸せな気持ちは続きません。

仕事はコントロールできる部分も多いため、とりあえずの結果を出せるかもしれませんが、恋愛関係は心のつながりがメインとなるので、コントロールがきかないことが多いものです。

相手を変えようとしても変わらないし、自分の主張は聞き入れてもらえない。お互いに願いが聞き入れられないまま、フラストレーションが溜まっているカップルも多いのではないでしょうか。「良い関係を築いて、幸せになりたいだけなのに、どうしてこんなに難しいんだ！」と感じている人もいるでしょう。素晴らしいパートナーシップを築き上げることは、まるで難解なパズルのようです。

ここでは、多く見られる典型的な相談内容に沿って、コンシャスネスの観点から問題を解いていきます。

〔ストーリー〕

ある若いかわいらしい女性の方がカウンセリングにいらっしゃいました。まだ1歳にもならない赤ちゃんを育てながら、家でフリーランスの仕事に取り組み、家庭もキャリアも両立しようと頑張っている女性です。

しかし最近は、夫とうまく意見がかみ合わず、悩んでいるとのことでした。

話を聞いてみると、旦那様は外で働いているサラリーマン。家に帰ってきても子育てにあまり参加してくれないし、家事もあまり手伝ってくれない。もちろん外で働いているのだから、疲れているのは彼女も理解しているけど、週末くらいは寝てばかりいないで赤ちゃんと遊んだりしてほしい。そして、私の時間も少しは大切にしてほしい。そんな悩みを持っていました。

本当はフリーランスのキャリアも積んでいきたいけれど、赤ちゃんのお世話は24時間しなければならないし、自分の時間がなかなか持てなくて、フラストレーションを感じてしまう毎日。夫に分かってもらいたくて、話し合いの場を設けても、彼は私の夢をまったく分かってくれず、「キャリアなんて、今必要ないんじゃない」とまで言う始末。私の夢を理解しようとしない彼と、ずっと一緒に暮らしていくことはできるのか。このままでは離婚してしまうのではないか。そう不安に感じて、オフィスを訪れたのでした。

妻と夫、それぞれに言い分がある

このような相談内容は非常に多く、現代の働く女性が、家庭と仕事の両立に苦しんでいる状況が垣間見えます。妻のほうの言い分を先に挙げましたが、実は夫のほうにも言い分があります。

夫の立場から言うと、おそらくこんな感じでしょう。外で一生懸命働いて、妻と子供を支えるために頑張る毎日。仕事では楽しいことばかりじゃないし、辛いこともある。そんな家族のために戦って帰ってきたのに、ドアを開けた途端に不満そうな妻の顔。そして、いきなり「家事を手伝ってほしい」「ゴミくらい出してきて」「おしめ代えてよ」「子供と遊んでほしい」……。子育てが大変なのは分かっている。だからちゃんと家事は手伝ってるし、子供の世話もできる限り参加しているつもりだ。でも、いくらやっても妻は喜ばないし、「ありがとう」の一言もない。最近は俺の前では笑顔のひとつも見せなくなった。

子供は大きくなると、妻の味方ばかりするのではないだろうか。外で仕事を頑張って、家でも頑張って、でも報われない俺はいったい何のために頑張ってるんだろうか……。

どちらもいい人です。どちらの言い分も正しいように思えます。なのに、なぜ2人はうまくいかないのでしょうか。

人は苦悩の状態になると、エゴセルフにより、自分が中心の考え方しかできなくなるものです。

お互いが自分のことを主張し、相手を変えることに必死になっています。でも相手を変えることなどできず、お互いの意見が聞き入れられず、2人の距離はどんどん開いていきます。そのうち、「もう、どうしようもない」とあきらめの心になり、同じ屋根の下で冷戦状態に入ってしまうのです。仕事でも戦いなのに、家庭でも戦いを続けなければならないというのは、非常に苦しいものです。こうなると、お互いが別々の道を歩むことを望むのも時間の問題です。

この状態から抜け出す方法はただ1つです。**お互いが、自分自身の心と向き合い、自分のエゴセルフを見つけ、自分の苦悩を解消することです。相手を変えるのではなく、まず先に自分の苦悩を解消して、その後お互いの人生のビジョンを合わせるのです。**

自分の苦悩は自分のもの。パートナーの苦悩はパートナーのもの

他人へ向けた苦悩は、誰の苦悩？

この女性の立場から見てみると、彼女の苦悩は「夫が自分へ理解を示してくれないこと」です。話し合いを持とうとしても避けられるし、一生懸命意見を言っても聞いてもらえない。ということは、「夫が変わればいい」と思ってしまいます。「この苦悩は夫が作ったものだから、夫が変わらなきゃ自分の苦悩は解消できない」と思うのです。

さて、本当にそうでしょうか？

「誰の苦悩なのか」という点をはっきりさせるために、このストーリーから考えてみましょう。

あるところに、AさんとBさんがいました。Aさんはふくよかな身体つきの人です。Bさんが来て、眉間に皺を寄せながらこう言いました。「Aさん、またダイエット失敗したの？　体重減らさないと健康に良くないよ。食事法とかちゃんと考えてる？　努力が足りないんじゃないの？　太っていると『怠け者』って思われるよ」……。このように、苦い顔

でAさんに言います。

さて、ここで苦悩しているのはAさんでしょうか。それともBさんでしょうか。

答えはBさんです。Aさんは心穏やかであり、自分の身体を受け入れており、ふくよかな体つきでも健康であればいいと考えています。Bさんに何を言われても、何とも思いません。

一方、Bさんは他人の身体なのにもかかわらず、苦悩の感情を抱きながら相手を変えることに必死になっています。Bさんが眉間に皺を寄せ、イライラしていることから考えても、Bさんが苦悩していることになります。この苦悩はAさんのものではなく、Bさんのものです。

つまり、Bさんの苦悩を解消するのは、Bさん自身です。なぜか他人の体つきを見て苦悩しているBさんの問題は、Bさん自身が解決しなければいけないのです。

もしAさんがやせたとしても、Bさんは、また別の人が太っているのを見ては文句を言い、苦悩の感情に浸ってしまうでしょう。このような苦悩のパターンを繰り返す人生をやめるかどうかを決めるのは、Bさん自身なのです。

しがみついている理想像を探す

さて、先ほどの例の女性は、理解してくれない夫が彼女の苦悩を作り上げていると思っていましたが、実は、彼女の苦悩は彼女のものです。
「夫が理解してくれないこと」がきっかけになって苦悩に陥りましたが、これは彼女の苦悩の原因ではありません。彼女の苦悩は自分で解消しなければならず、自分と向き合うことで、本当の原因を理解することができるのです。

そこで、「4つのステップ」の内観を通して、彼女がしがみついている理想像を探していくことにしました。思考を15個出し、それらの思考がいかに自分中心の立ち位置から生まれたものかを確かめます。そして、彼女がしがみついている理想像を探しました。

すると、彼女は「キャリアでの成功者」として認めてもらいたいと願っていることに気がついたのです。

彼女の中では、金銭的に独立していることを証明することが、非常に大切であると感じていました。しかし子供が小さいため、なかなか思うように自分のキャリアのための時間が取れず、フラストレーションを感じていたのです。夫にも「キャリアの成功者」であると認めてもらいたいと考えていたようですが、何よりも自分自身が金銭的に独立していないことが、自分の中で許せなかったと言います。

つまり、イライラの原因は、夫が家事を手伝わないことでも、夫が理解してくれないことでもなく、今の状況で自分が「キャリアで成功している女性」になれていないことが苦しいのだと分かったのです。彼女が掲げる理想像と現実のギャップが、彼女を苦悩の状態にしていたのです。

執着する理想像はどこから生まれたのか？

では、彼女のエゴセルフが作り上げた「自分はキャリアで成功していなければならない」という理想像は、いったいどこから生まれたのでしょうか。

理想像は過去の経験から作られます。彼女に聞いたところ、母親との関係が浮き彫りになってきました。彼女がまだ幼い頃、父は病気で亡くなりました。１人では子供たちを育てることができないと感じた母親は、彼女が学生の頃、新しい父親と再婚しました。

しかし、新しい父に対して、母親はよく文句を言っていたと言います。

「お金さえあればもっと自由にできるのに。私はお金が稼げないから自由になれない」

このように、好きなことにお金を使うことができないと不満を言い、満足していない義父との関係に耐えている母を見て、子供心に母を不憫に思ったそうです。そして同時に、「結婚しても、いつ独り身になるか分からない。キャリアを積まなきゃ。万が一のために稼げるようにならなきゃ。母のように惨めな結婚生活は送りたくない……」と無意識のうちに理想像を作ったようです。恐れから作られたこの理想像が、「キャリア面で自立していなければならない自分」だったのです。

それが分かった途端、この女性の顔はパッと明るくなりました。あらためて考えてみると、夫は一生懸命仕事をしているし、生活を支えてくれています。赤ちゃんはまだ小さいので手がかかるのも当たり前だし、自分の時間が持てないのも当たり前です。夫は元気だし、今将来のことを不安に思う必要はないじゃない……。そうと気がついたところで、初めて夫に対して感謝の心が生まれました。ここで初めて、実際に彼が家事に参加してくれている事実や、子供とも遊んでくれている配慮に、あらためて気がついたのです。

「今は子育てに集中して、長い目で見てキャリアを積めばいいんだ。焦る必要なんてまったくないじゃない」と、今の状況をありのままに捉えることができたのです。彼女はにっこり微笑むと、お礼を言って帰っていきました。

後日彼女にお会いしたとき、彼女はこう言いました。

「あれ以後、自分でもびっくりするほど、気持ちが穏やかになりました。今までは夫の行動すべてにイライラしたんです。子供に対しても『どうして自分の時間を持たせてくれないの』とイライラしていました。

でも、今は夫と子供に対して、穏やかな気持ちで優しく対応することができるようになりました。今できること、いえ、今しかできないことってこの子育てなんだって気がついたんです。『キャリアで自立すること』に囚われて、自分で自分を苦しめていたなんてびっくりです」。そう言って、幸せそうに笑いました。

夫にも執着する理想像があった

さてここまで来たところで、今度は彼の立場から見てみましょう。

彼女だけではなく、不満を感じている夫の中にもエゴセルフがあるはずです。もし彼が「結婚したからには、完璧な夫でなければならない」という理想像に縛られながら、彼女との関係を持とうとしていたらどうでしょうか。

常に不満をまき散らし、ニコリともしない妻の顔を見て「全然妻を幸せにできていない＝完璧な夫になれていない」と感じ、現実と理想像のギャップに苦しめられるのです。

家事を手伝っても子育てに参加しても、「ありがとう」の言葉もないのでは、妻から「完璧な夫」と認めてもらえていないことと一緒です。

彼女が話し合いを持とうとしたときはどうでしょうか。妻がいくら「私もキャリアを積みたいの！」と訴えたところで、彼としてはこう捉えてしまうのです。「なんでキャリアなんて積みたいんだ？　俺の稼ぎじゃ不満なのか？　俺の夫としての働く能力って、全然妻に認めてもらえてない……」と。そうして彼は「完璧な夫」になれていない現実を苦しく思い、彼女と話し合いをすることすら避けてしまうのです。

エゴセルフが作り上げた理想像を理解する

妻が「キャリアの成功者」と見られたいと頑張っている一方で、夫は「完璧な夫」と見られたいと頑張っている様子が、よく分かったのではないでしょうか。

これはエゴセルフの戦いです。お互いにエゴセルフが掲げる理想像を埋めようとして、戦っているのです。エゴセルフというのは、「自分はこうなりたい」という理想像を作り上げ、それが叶わないときに苦悩の心にさせます。

理想像を埋めるために頑張っていると、空回りしてばかりで、相手と心が通じ合わなくなります。相手が自分を苦悩させていると錯覚するので、相手を変えることばかりに集中してしまいます。

しかし、相手は変えられません。パートナーとの問題を改善するには、自分を変えるというよりも、**自分の中にある理想像を探し、理解すること**が大切です。「自分がどのような人になろうとしているのか」というエゴセルフが作り上げた理想像を理解することで、それに執着する滑稽さを知るのです。

その上で、自分自身を完全なものとして捉えることができるようになり、相手を完全なものとして受けとめることができるようになります。自分もマル。相手もマル。このように自分も相手も完全なものとして認めることができたとき、リレーションシップは心地のよいものになります。パートナーと素晴らしい関係を作るには、お互いが自分自身の内観を通して、エゴセルフを基にした生き方をしないように、コンシャスネスの学びを深めていくことが大切です。

ヒートアップしたら、その場を去って自分の心と向き合う

ちなみに、私（ナミ）も夫も、コンシャスネスの学びを知る前は、意見の食い違いにイライラすることがありました。私は夫を理解させることに必死で、夫も自分の意見を通すことに必死になっていたものです。

相手が分かってくれないから「もういい！」とあきらめの心になり、冷戦状態が2〜3日続いたこともあります。相手が「ごめんね」と言ってくれるまで怒ってみたりしたもの

の、実際に「ごめんね」という言葉があってもフラストレーションが消えないことを不思議に思ったものです。

これは今でこそ分かることですが、相手が自分の苦悩を作っているわけではないので、相手がいくら謝っても、一時的に気持ちは収まるかもしれませんが、根本的に自分の苦悩は解消しません。また似たような出来事が起きたときに、同じパターンでネガティブな感情が吹き出し、同じパターンで苦しむのです。**苦悩の原因は自分のエゴセルフが作った理想像にしがみついていることであり、それを自分で見極めることで、苦悩は解消されるのです。**

コンシャスネスの学びをお互いに深めていった今はどうでしょうか。意見の食い違いも減り、同じようなパターンでケンカすることはなくなりました。それでも何かのきっかけで意見が食い違い、ヒートアップしてしまったとします。そんなときは、私はまずその場を去ります。１人の時間を設け、自分の心と向き合います。すると、必ずどこかに「愛されたい」「価値を認めてもらいたい」「成功者だと認めてもらいたい」「頭が良いと認めてもらいたい」などという理想像が出てくるのです。

すると、「またこの理想像が出てきたな～」と滑稽に感じます。以前も同じような理想像が出てきたことがあるので、すぐに察しがつきます。そして、「相手はどういう観点からあの物言いをしたのか」と考えると、相手のことが理解できるようになります。私が1人の時間を設けて向き合っている間、彼も同じことをしています。そして夕食までには、お互いが何事もなかったように寄り添うのです。その気づきのシェアをすることもあれば、しないときもあります。お互いに、「自分の苦悩は自分のもの」として責任を持って解消するのです。

誰が苦悩を解消するのか

傷つけられた私が、自分と向き合わなければならないなんて不公平？

「自分の苦悩は自分のもの」と言ってしまうと、「じゃあ、苦悩しているのは私のせいだと言うの!?」と思うかもしれません。例えば、パートナーに不倫されて、傷ついた人を例に見てみましょう。

「『傷ついたこの苦しみは自分のものだ』と言うけれど、私がこんなに辛い思いをしているのに、この私が自分と向き合わなきゃいけないなんて不公平だ！」と思うでしょう。「不倫して私を傷つけた相手が悪い。私は何も悪いことはしていない。なぜ傷つけられた自分が内観などして自分の苦悩を解消しなければいけないんだ！」と不公平に感じることでしょう。

しかし、コンシャスネスの学びには「良い」「悪い」はないと言いました。「公平」も「不公平」もありません。自分で決めていけばいいのです。このまま苦悩の状態で一生を終えるのか？　それとも勇気を持って、自分と向き合い、苦悩を解消し、これからの人生を決めていくのか？

不倫をされたときは、相当の苦悩を味わいます。パートナーと不倫相手の物質的な性行為に傷ついたというよりも、嘘をつかれたという事実のほうが傷つくものです。デートしていたという事実よりも、一緒に笑って楽しそうにしている相手を想像したほうが辛いものです。恋人がいたという事実よりも、何年もの間、何も知らなかった自分を目の当たりして傷つくのです。

この不倫をされた側の大きな苦悩の基には、２つ以上の理想像が隠れていることが多く、すべて挙げていくプロセスには、時間がかかるかもしれません。

不倫の苦しみで一般的に出てくるのは「愛されたい」「価値がある」「完璧な妻（夫）」

「プライベートでの成功者」「かわいい・美しい（かっこいい・セクシーな）人」などです。これらの理想像が、不倫の発覚によってすべてズタズタにされるわけですから、苦しみは相当なものです。

しかし、ここで、傷ついたほうが決めなければならないことがあります。

このまま「苦悩の心の状態」のまま生きていくのでしょうか？　つまり「内観なんて冗談じゃない、傷つけられた私が苦悩の解消を能動的にするなんてごめんだ」と思い、自分に向き合うことをしないのであれば、これからもパートナーを憎み、不倫相手を憎み、自分を惨めに思い、自信をなくし、自分を敗北者・被害者として見ていくことになるのです。その苦悩は、たとえパートナーと別れたとしても、ずっと続きます。反対に、一緒にいることを決めても、ずっと続きます。相手と別れても、別れなくても苦しいままとは、なんて辛いことでしょう。

傷ついた心をいたわり、自分を癒してあげる

では、傷つけられたあなたはいったいどうすればいいのでしょうか？

まずは自分に思いやりの心を持ってください。深く傷ついた自分の心をいたわってくだ

さい。自分を癒してあげるのです。

勇気を持って、身体を起こし、4つのステップを通して内観をしてください。不倫されたことによる心の傷は非常に大きな苦悩です。ちょっとやそっとで簡単に解消するものではないかもしれません。だからこそ、「4つのステップ」を実践し、自分と向き合うのです。自分と向き合い、エゴセルフの存在を知り、ひとつひとつの理想像を見ていってください。そこから学びを得ると、自分自身のこれからの人生を、はっきりと決めていくことができるでしょう。

また、メディテーションも取り入れて、少しずつ心を整えていきます。非常に傷ついているこのような場合は、巻末に紹介している「癒しのメディテーション」がお勧めです。

人によってはパートナーの不倫がきっかけとなり、お互いが苦悩を解消することで、再度お互いに向き合っていくことができるようになり、素晴らしいパートナーシップを再構築できる場合もあります。

反対に、別れる道を選ぶ人もいるでしょう。**しかし、別れを選ぶときでも、単なる「別れ」と、苦悩を理解した後の「卒業」には違いがあります。**「別れ」は自分の苦悩から逃れるためにする行動であるのに対し、「卒業」とは、自分の苦悩を解消し、自分の人生のビジョンに沿った決断を導き出した後の行動です。自分のエゴセルフによって、自分はどれほど相手に依存していたか、自分の足りない部分をどれほど相手に埋めてほしいと願っていたか。そうしたことをはじめ、自分と向き合うことで「気づき」を得ることが大切なのです。ここで気づきを得るのと得ないのとでは、これからの人生がまったく違います。別れる場合でも、気づきを得て「卒業」できるように、自分と向き合う勇気を持ってください。

「愛される」「価値がある」願望を埋めるのは自分

不倫をして後悔する女性の悩み

不倫関係の悩みを抱えてカウンセリングに来られる方は、非常に多くいらっしゃいます。20代から50代の男女を対象に行われた「パートナー以外にセックスする相手がいるかどうか」というアンケート調査によると、男性はおよそ30％、女性も20％弱が不倫していると回答しています。不倫はテレビドラマの中だけの話ではなく、男性も女性も経験している人は少なくはありません。

今度は不倫をした方の立場から、どのように人は苦悩し、そこから新たなコンシャスネスの学びを得ることができるのか、ということを見ていきましょう。

〔ストーリー〕

40代の洋子さん（仮名）は、5年前に夫以外の人と恋に落ちてしまい、不倫関係になりました。そして、そのことが夫にばれてしまい、どちらかを選択することになりました。「子供もいるけれど、女性としての人生も歩みたい」。そんな思いで不倫相手と一緒になることを決め、不倫相手に結婚を迫ったそうです。

しかし、この不倫相手も既婚者で、「家族をあきらめるつもりはない」と、きっぱりと断られてしまったそうです。

後には引けない思いもありながら、結局は泣く泣く夫との関係を修復することにしたそうです。それから5年たち、今では自分を迎え入れてくれた夫の優しさに感謝し、お互いにまた支えあって生きていこうと決め、毎日をつつがなく暮らしていると言います。

彼女は夫を愛しており、大切に想っています。あのとき夫を傷つけた罪悪感は今でも消えません。しかし一方では、夫との間にある愛の形は、不倫相手と同じような愛の燃え方ではない、と悶々とすると言います。不器用な夫は、自分が愛してほしいように愛してくれないとも言います。そして、あんなに燃え上がった恋だったのに、不倫相手からはあっけなく捨てられた自分が惨めで、「この先、私には幸せな人生など待っていないのかもしれない」と鬱々とした気持ちで暮らしているのです。

満たされない自分の器の穴をふさぐのは自分

どんな問題も、コンシャスネスの学びがあれば解決できます。内観を通して彼女の心の中を覗いてみました。すると、彼女の頭の中にはこのような思考がありました。

［夫に対して］

- こんな私を受け入れてくれて感謝している
- 本当に申し訳ない
- でも夫は私が望むように愛してくれない
- 夫は本当に不器用だ

〔不倫相手に対して〕
●あんなに情熱的な恋だったじゃない
●「かわいい」とか言ってくれたのに、どうしてバッサリ切っちゃうの

これらの思考から、彼女は「かわいい女性でありたい」という理想像があることに気がつきました。彼女の場合は、その他にもいくつか理想像が隠れていましたが、この発見は彼女の中で大きなものでした。どうして彼女は「かわいい女性」でなければならないと、理想像にしがみついてしまうのでしょうか。

これは彼女の幼児期に由来します。幼いときから大きめの体格だった彼女は、他の子供たちがされるように、両親にかわいがられなかったと言います。ただ抱っこしてもらいたかったのに、「身体が大きいから無理」と絶対に抱っこしてもらえませんでした。ある日「抱っこしてもらいたい、愛してもらいたい」という切ない想いで、車の中でわざと寝たふりをしたことがあるそうです。「しょうがないなぁ」とあきらめた父親が、嫌そうに渋々と自分を抱っこした経験に、とても傷ついたと言います。「ここまで努力しないと抱っこしてもらえないとは、なんて惨めなんだろう。まだ子供なのに……」。そんな惨めな思いが強く彼女の中で思い出されました。

小学校、中学校になっても、身体が一回り大きかった彼女は、「かわいくて小さい女性はいいなぁ」と思ったと言います。高校生になってようやくふっきれたそうで、「大きくて頼りになる強い女性」としてクラスメートの人気を得たそうです。こうして「かわいくなくても強い女性」としてアイデンティティーを取り入れ、そのまま結婚し、子供を持ったのです。

しかし、無意識のうちに彼女のエゴセルフは、「自分はかわいい女性でありたい」という理想像を作っていました。それ以外にも、親から抱っこされなかった、愛されなかった、と感じた経験から「私は価値があるはず」「愛される人であるはず」という理想像も同時に作られました。今の夫と暮らしていて、なぜ不満を感じるのかと言うと、この3つの理想像の器を満たすことをパートナーに求めているからなのです。

相手に自分の器を満たしてもらうことを欲求しているのは、絵に表すと次のページのような感じです。いくらパートナーが「愛しているよ」「君は素晴らしいね」「君はかわいいね」と言っても、それぞれの器に穴が開いているから、いつまでたっても満足しないのです。心は常に「まだ足りない」と満たされず、相手に「もっと、もっと」と愛と承認を求め続けます。

洋子さんの場合、夫は理解がある人で彼女を愛しています。でも、彼女にとっては夫が「かわいい女性であるはず」という願いを満たしてくれないので、それを一時的に満たしてくれた不倫相手に夢中になってしまったのです。

そして、不倫相手からバッサリと捨てられたという事実に、ひどく傷ついたことでしょう。「愛されなかった」ということと「一緒にいる価値がない」ということが、はっきりと示されてしまったのですから。

今、愛してくれている夫や子供と静かな暮らしをしていても、あのときに満たされた「かわいい自分」という器は、もはや誰も満たしてくれません。

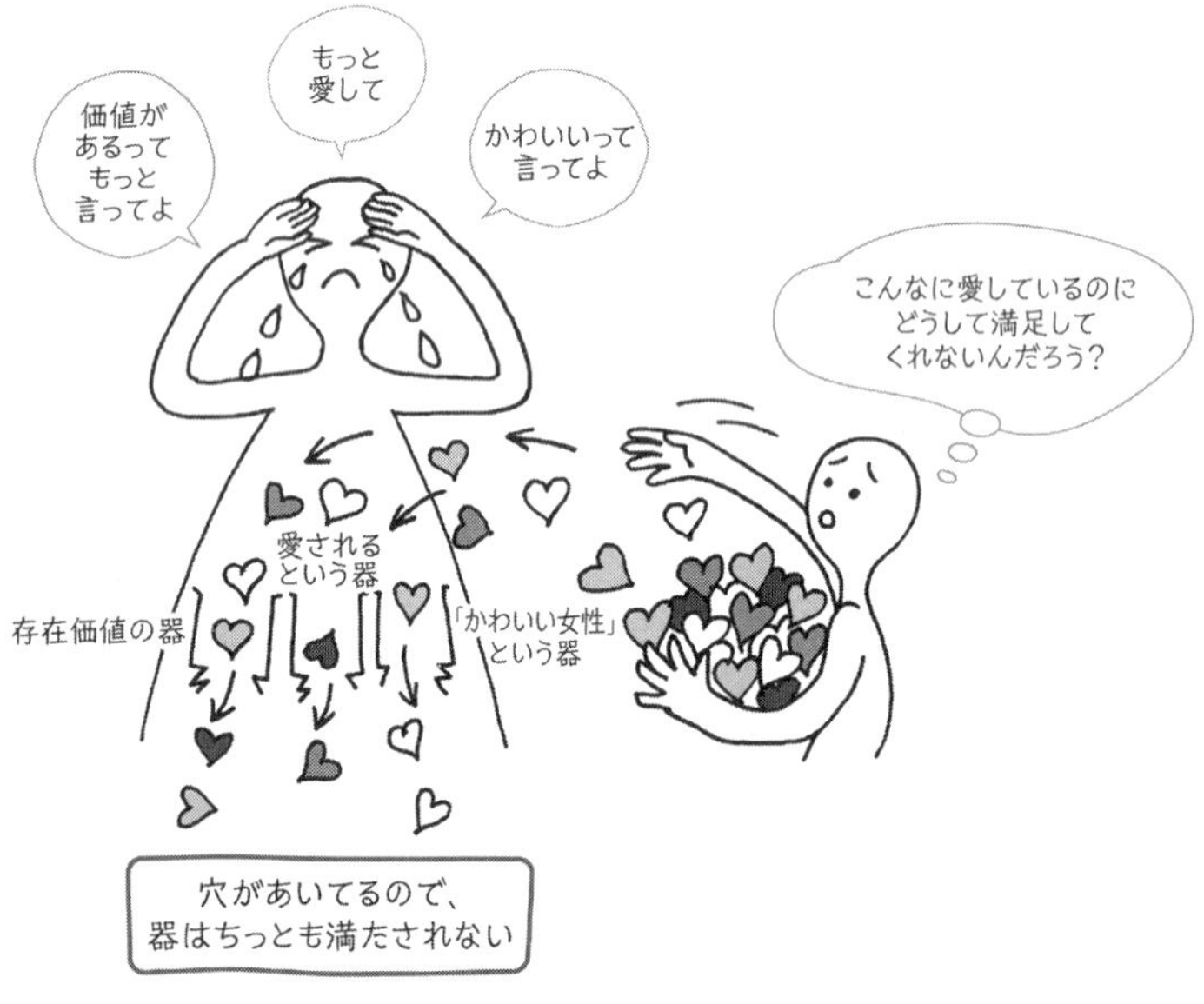

さて、この容器を満たすためにはどうすればいいのでしょうか？

そうです。穴をふさげばいいのです。**穴をふさぐにはどうすればいいのかと言うと、自分でありのままの自分のことを認める**しかないのです。

「かわいい自分」という器の穴をふさぐのは、自分です。つまり、エゴセルフが作った「かわいい人でなければいけない」という理想像が必要なのかどうか、自分で決めなければいけません。

そのためには過去に戻り、**大人になった自分が、かつて幼かった自分を見て、あのときいかに傷ついたのか、ということを認めてあげること**が大切です。あのとき、車の中で静かに願った「抱っこして」という切ない想いを、大人になった自分が汲み取ってあげるのです。

人は傷ついたとき、「自分は大丈夫」とばかりに、見て見ぬふりをして強く生きていこうとします。しかし、実際には自分は傷ついているのです。だから大人になった自分が、幼い自分に対して「そうだよね、切なかったよね。でも大丈夫だよ」と言ってあげるのです。

過去に戻るためのメディテーション

どのようにして過去に戻るかというと、メディテーションをしながら、静かに目を閉じて座り、過去の傷ついた出来事を思い出します。このとき、メタ認知のスタンスを取ることが大切です。**幼い自分と一緒に悲しがるのではなく、大人になった自分が、幼い自分の想いを認めてあげるのです。**

これは、「価値のある自分であるはず」という理想像と「愛される人であるはず」という理想像を持つ人も同じです。この2つは一緒になって現れることが多く、どちらの場合も過去に親から価値を見出してもらえなかった、あるいは愛されなかった、という思いがあります。この器の穴をふさぐのも自分です。同じ要領で、大人になった自分が過去の傷ついた自分を認めてあげるのです。「もう私、大人になったよ。大丈夫だよ」と言ってあげるのです。

自分を認めるのは自分です。パートナーがあなたの価値を認めて愛することが、あなたを満たすのではありません。まずは自分が自分の価値を認め、自分を愛することです。**あなたは生まれたときからすでに完全（COMPLETE）であり、何も足す必要はないのです。**

生まれたばかりの赤ちゃんを想像してください。小さな赤ちゃんを抱えて、あなたはこう言うでしょうか？

「赤ちゃん、あなたは有名大学を出ないと価値がないのよ」「あなたは1億円稼がないと価値がないのよ」「あなたは目が大きくてかわいい顔立ちをしていないと、価値がないのよ」……。

違いますね？　赤ちゃんは生まれてきたときからすでに価値があり、愛される存在です。学力、キャリア、容姿、どれもすでにオッケーなのです。つまり、**生まれた瞬間からすでに完全な存在**と言えるでしょう。

あなたもかつては赤ちゃんでした。ということは、生まれて生きているだけで、すでに「愛される存在」であり「価値がある存在」なのです。誰に愛され、誰に価値を認めてもらえるのか、というと、これは自分なのです。自分がありのままの自分を愛し、自分が自分を認めてあげることなのです。

「自分を愛せ」というような言葉をよく耳にしますが、これは結果としてそうなるだけです。エゴセルフによる「愛される人」という理想像があることに気づき、自分で傷ついた過去の自分を癒し、自分を「ありのままでいいよね」と認めることが、結果的に「自分を愛する」ということにつながるのです。「愛さなきゃ、認めなきゃ」と言っても無理です。まずは自分の心と向き合うことが大切です。

パートナーと一緒にいる意義

パートナーといい関係を築くためのポイント

心の平穏を保つことだけを考えると、1人でいるほうが容易なはずです。自分で好きなときに起きて、自分のことだけを考えて、誰にも干渉されずに自由に暮らすことができます。

パートナーと一緒に暮らすと、好き勝手にできないことが多くなるし、意見の食い違い、価値観の食い違い、ビジョンのずれなどで苦労することもしばしばです。

しかし、なぜ私たちはパートナーを求めるのかというと、自分1人では得られない喜びと、深い心のつながりを感じることができるからでしょう。人生の楽しさを共感する相手ができ、辛いときは一緒に乗り越える強さを発揮します。深い心のつながりを感じる親密さを築き上げるという素晴らしさは、パートナーがあってこそ経験できる喜びです。

では、どのようにすれば、いい関係を築けるのかまとめてみましょう。

まず、**相手を「自分のもの」と束縛しない**こと。束縛した瞬間に、嫉妬の気持ちが湧いてきたり、相手をコントロールしようとします。好き勝手にしているように見えるパートナーを見て、怒りの感情を覚えたりします。柵で「自分のもの」と囲むのではなく、相手の素晴らしさをありのままに受け入れることが大切です。

次に、それぞれが**相手に自分の理想像を埋めてもらおうとしないこと**です。「頭が良い人である」と認めてもらいたい。「価値のある人」だと認めてもらいたい。「愛されたい」「プライベートで成功している」と証明したい。「良き夫（妻）である」と認めてもらいたい……。このようにパートナーから自分がどう見られるかということが心の根底にあると、それを埋めてもらうために必死になり、お互いの心は通いません。相手を変えることに必死になり、お互いの素晴らしさも認め合うことができなくなります。

大切なのは、**ありのままの自分を認めること。**パートナーに自分に欠けている何かを埋めてもらうことで「完全（COMPLETE）」になるのではなく、生まれたときからあなたはすでに完全であると認めなければいけません。

そして最後に、**お互いが完全なマル（COMPLETE）になった状態で、お互いの素晴らしさを楽しむ、というスタンスを持つ**ことです。

ギザギザのハートが、ぴったり合うはずはない

皆さんはハートの形をしたペンダントを見たことはありますか？

真ん中でギザギザに割れていて、片方は大切な人へ渡し、もう片方は自分が持っている。合体させると1つになる、愛情を分かち合うために使われるペンダントです。

私たちは無意識でいると、実はこのような形でカップルを作ります。私はこっちのハートのかけら。相手はもう1つのかけら。2人合わせて生きていこう、とギザギザをくっつけるのです。

カップルが愛を誓った瞬間は、このハートのペンダントのような関係で生きようとします。しかし、このスタンスでいくと、相手に自分のギザギザを埋めることを求めてしまいます。「私が食事を作るから、あなたは仕事ね」「私が食器を洗うから、あなたはゴミ捨てね」「私が仕事をするから、あなたは子供の面倒を見てね」「愛を誓い合ったんだから、私以外の女性と親しくしないでね」……。このように、役割とルールを決めてしまうのです。

そのうち「私の寂しさを埋めるのはあなたよね」「私のすごさを認めるのもあなたよ

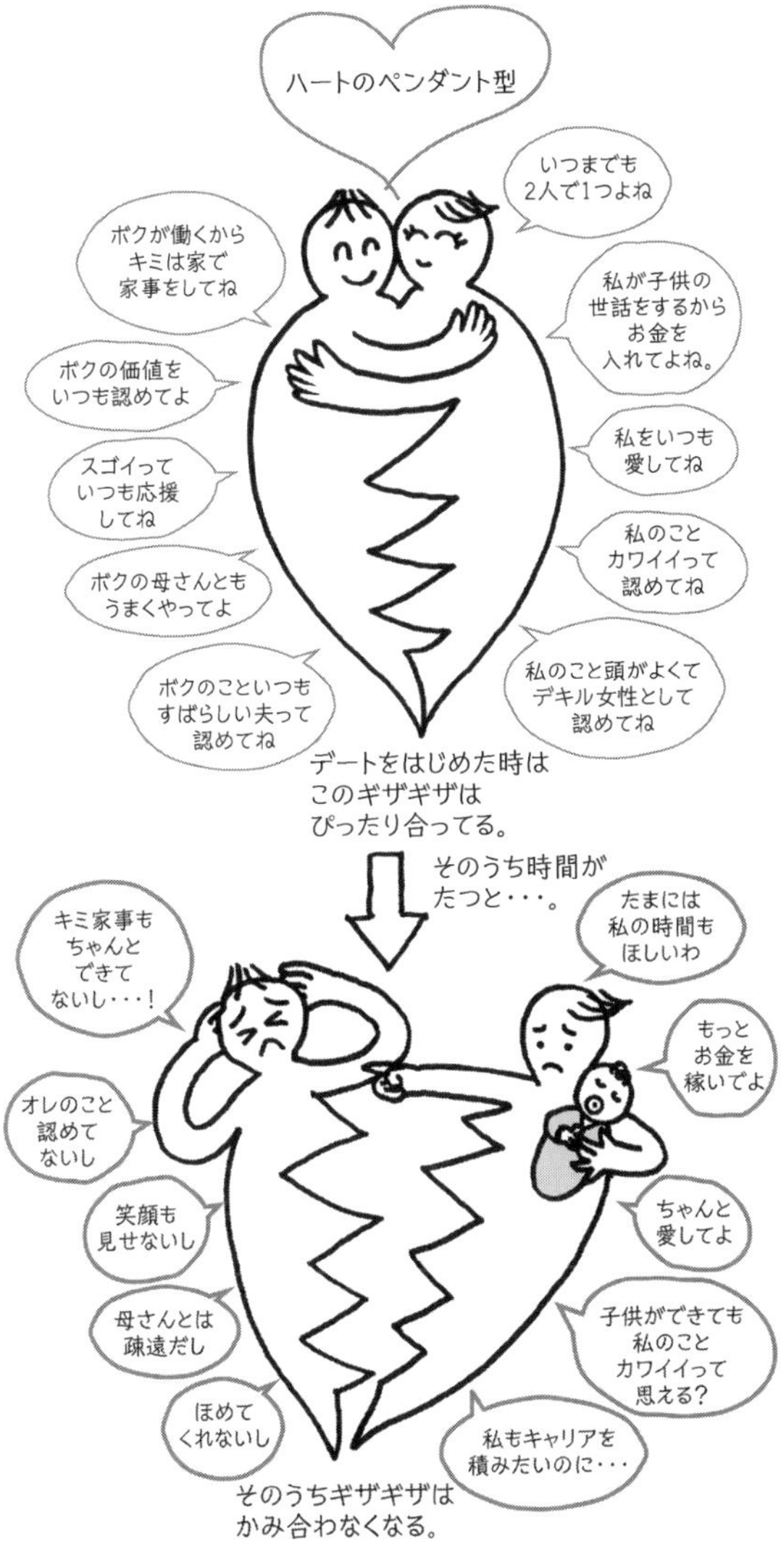
ハートのペンダント型
いつまでも 2人で1つよね
ボクが働くから キミは家で 家事をしてね
私が子供の 世話をするから お金を 入れてよね。
ボクの価値を いつも認めてよ
私をいつも 愛してね
スゴイって いつも応援 してね
私のこと カワイイって 認めてね
ボクの母さんとも うまくやってよ
私のこと頭がよくて デキル女性として 認めてね
ボクのこといつも すばらしい夫って 認めてね
デートをはじめた時は このギザギザは ぴったり合ってる。
そのうち時間が たつと・・・。
キミ家事も ちゃんと できて ないし・・・！
たまには 私の時間も ほしいわ
もっと お金を 稼いでよ
オレのこと 認めて ないし
笑顔も 見せないし
ちゃんと 愛してよ
母さんとは 疎遠だし
子供ができても 私のこと カワイイって 思える？
ほめて くれないし
私もキャリアを 積みたいのに・・・
そのうちギザギザは かみ合わなくなる。

ね」と、欠けた心の隙間までも、相手を利用して埋めようとします。

付き合いはじめたばかりの頃は、これでうまくいくかもしれません。しかし、人はお互いに成長します。出会った当時のギザギザ（価値観）は少しずつ形を変え、いつの間にかぴったり合わなくなるのです。

合わなくなると、今度は相手のことを変えることに必死になります。だからうまくいかなくなるのです。パートナーシップは、欠けたハートのペンダントであってはなりません。自分もマル。相手もマル。そうした上でお互いの素晴らしさを楽しむだけなのです。

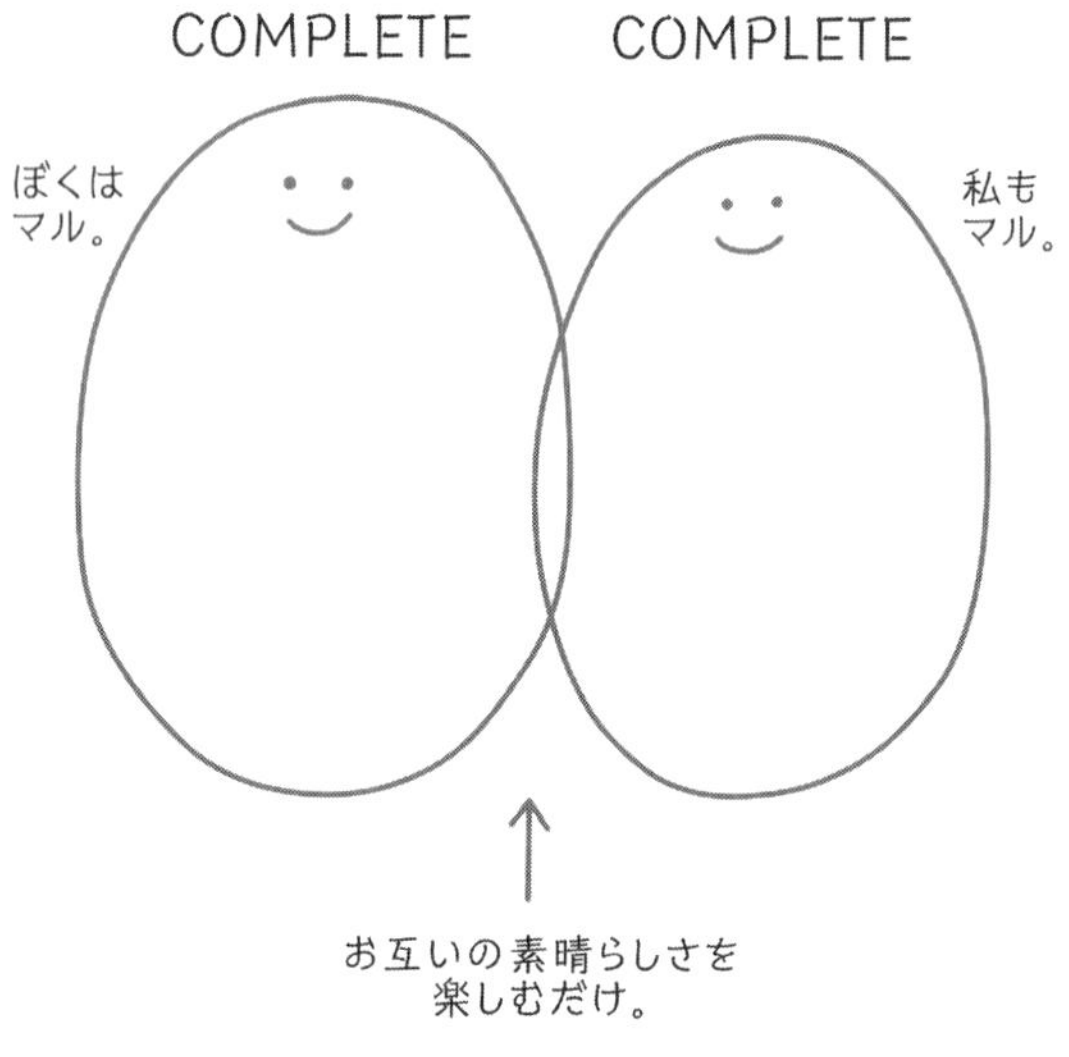

まとめ

Lesson 8
「いちばん大切！でもすごく難しい」パートナーシップ11の教え

難易度 ★★★★☆

1. 相手の悩みをあなたが解決しようとせず、サポートするだけ
2. お互いがしがみついている理想像を手放す
3. ヒートアップしたら、いったん距離をおく
4. 満たされない気持ちを埋めるのは、他の誰でもない自分自身
5. ありのままの自分を受け入れる
6. 「赤ちゃん」という存在を思い出す
7. 相手を「自分のもの」と束縛しない
8. 相手に自分の理想像を埋めてもらおうとしない
9. 相手の欠けている部分に目を向けて批判するのではなく、相手をありのまま受け止める
10. 「ハートのペンダント型」になるよりも、お互いが「それぞれマル」のスタンスで
11. 相手に幸せにしてもらうものではなく、自分で自分の心を「美しい状態」にすること

Lesson 9

「抑えきれない欲望」との向き合い方

難易度

★★★★☆

「複数の異性と関係を持ちたい」という心の葛藤

人はなぜ欲望に溺れ、依存してしまうのか？

西洋では、性について日本よりもオープンにメディアの話題に上ります。だからと言って、日本が性について遅れているわけではなく、とてもユニークなカルチャーとして発達していることは、秋葉原のメイドカフェや都心の風俗街などを見ても明らかです。

この章は、男性とのカウンセリングの中でよく話題に上る、性についての心の葛藤をテーマに掘り下げます。

ここでは男性を中心に話を進めていきますが、女性も同じく当てはまります。ご自身のケースに照合させて読み進めてください。また、「性への欲望」というテーマで書いていますが、実は薬物依存やアルコール依存、ダイエットがうまくいかない人などの心の葛藤と共通しており、「良くないと分かっているのにやめられない心の葛藤」がここでのテーマです。

〔ストーリー〕

ある医療関係企業の経営をされている菅原さん（仮名）とお話をしたときのことです。彼は経営の面ではうまく行っているし、奥さんも子供ともいい関係を築いていると言います。

しかし、彼の中の「もっと」という声は収まらないと言うのです。もっとお金も欲しいし、もっとセックスもしたい。奥さんだけじゃなく、いろいろな女性と身体の関係を楽しみたいのです。

「不倫はいけないと分かっているが、俺の『もっと』という欲求は抑えきれない。なぜ『この人』と決めた女性としかセックスできないんだ。でも、大好きな奥さんや大切な子供を傷つけるわけにはいかない。この葛藤を俺はどうすればいいんだ」。そんな苦悩を抱えていました。

先ほど述べたように、コンシャスネスの学びは、「良い」VS.「悪い」ではありません。モラルに照らし合わせて、複数人との性行為が良いか悪いかを議論したところで、心の中から出る「もっと」という声は止まりません。モラルの諭しは心の平安にはまったく役に立ちません。

1人のパートナーと言っても、「一生に1人」なのか、「ある時期において1人」なのかによっても意味が違います。離婚が許されなかった時代は一生に1人のパートナーだけでしたが、くっついたり離れたり、が頻繁になされる今日では、「別れればまた次のパートナー」というように相手が変わっていきます。それでも、ひとたびパートナーシップを作れば、1人へのコミットメントが要求されます。

かといって、一生に1人のパートナーしか許されていなかった時代でも、不倫や売春宿は世界中に存在していました。マレーシアのイスラム教徒の間では、ポリガミー（一夫多妻制）が許可されています。性にオープンな西洋では、「夫婦間で了承さえ得ていればいいんじゃないの？」という考えもあります。

また、生物学的角度から言うと、男性は常に精子を配分することができるように設計されており、常にどこでも素早く性行為ができるようになっています。自然なことだから複数のパートナーがいてもいいのか、と考えそうですが、家族形態を守る意味で、そして宗教的な教えから、不倫はタブーとされているのが、多くの現代社会の実状でしょう。

また、実際に一夫多妻制を実行しているカップルにとって、切っても切り離せないのが、苦悩の心です。お互いに了承を得ているはずなのに、どちらか一方は苦悩するのです。

「外的要因」ではなく「内なる真理」を探し出す

マインドは切り刻んで分析して理解をする性質があるので、頭でばかり考えてしまうと、このように堂々巡りに陥ってしまいます。生物学的な視点から問題を解こうとするのも、社会のモラル的観点から問題を解こうとするのも、結局は外側の世界を客観的に見て討論しているだけにすぎません。

コンシャスネスの学びは、内に答えを求めます。自分の心の中を覗き、主観的経験を観察する力をつけなければいけません。客観的な外のシチュエーションに囚われて論議するのは時間の浪費です。まずは外的要因と、内なる真理の違いを知ることが大切です。「複数の人と関係を持ちたい」というのは、表面に現れている結果にすぎません。では、過度な性的欲求の裏に隠されている内なる真理とは、いったい何なのでしょうか。

心の中を見るときは、まずどちらの心の状態にあるか考えてみます。「美しい心の状態」なのか。それとも「苦悩の心の状態」なのか。ぐるぐると思考が回っていたり、羞恥心、罪悪感など、心の中に葛藤を抱えているならば、「苦悩の心の状態」になっている、というサインです。そんなときは、「4つのステップ」を通して、苦悩の原因を探してみましょう。

すると、様々なことに気がつくでしょう。人によっては、心の奥深くに沈む問題や痛みを払拭するために、過度な性行為を望む人もいます。あるいは、自分が「成功者である・魅力的な人である」ことを証明するためにしていることもあります。また、長年つけてきた「いい夫であるべき」「いい親であるべき」という仮面を捨てられる瞬間を望んで、他の女性関係を持つこともあります。また、「本当の自分」を取り戻すためにしている行為だったりもします。

この答えは個人によって違います。内なる真理は本人にしか分からないものです。ということは、周りの人があなたの心の中について議論する必要はないのです。周りの者が客観的視点で「このような状況のときはこうするべき」という行動を決めていくことも不可能です。

ひとりひとりが自分の内なる真理を認め、それに対して自分が平和な心で受け止められることができるかどうかが問われてきます。これによって内なる葛藤、欲望、そして苦悩と和解することが可能になります。

もし皆さんの中で、何かの欲望がやめられずに葛藤しているという人がいれば、自分自身にこう問いかけてみてください。

- 過度な性への欲望の根底には何があるのか。
- なぜ私は複数の人と関係を持ちたいと思うのか。本当に求めているのは何か。
- 今のリレーションシップに欠けているのは何か。
- 複数の人と関係を持つことによって、自分は「誰になろう」としているのか。どのような「仮面」を取ろうとしているのか。
- 複数の人と関係を持つことによって、私の心の中に平穏さがあるかどうか。それとも心の中で複雑化した葛藤が生まれているのか。
- 私は自分の人生に満足しているのかどうか。

このように自分に問いかけることで、自分自身のことを様々な角度から知ることができます。もしかすると今のパートナーとの関係に不満があり、欠けているところを埋めるためにしている行為かもしれません。あるいは自分の内面にある自信のなさや寂しさを埋めるために、愛と承認を求めてやっている行為かもしれません。「性へのドキドキした快楽」と「心からつながること」を混同してしまっているのかもしれません。自分が「誰であるか」を証明するためにやっている行為ということもあり得ます。
この「もっと」という欲望への葛藤について、もう1つの側面をご紹介します。

「退屈」という感情の問題

「退屈」を避けるために、人は刺激の多い活動に依存する

人が持っている感情の1つに「退屈」があります。「退屈」とは、関心が持てず、時間を持て余している状況に嫌気がさしているときに現れる感情です。もともと人類に備わっているものですが、不明瞭で漠然とした、つかみどころのない感情です。怒り、不安、悲しみよりも、実は頻繁に経験しており、「つまんない」「ヒマだ」が口癖になっている人も多いのではないでしょうか。この「退屈」という感情は、心理学や神経科学の分野ですら、現在の時点でまだ完全には把握しきれてはいません。

「退屈さ」は、物理的な刺激や知能的な刺激が欠けたときに浮上します。生徒が講義を受

けているときに「つまらない」と感じることがあるのは、その授業内容に夢中になれないからです。会議中に「退屈さ」を感じるのは、話している人の内容が的を射ていなかったり、ダラダラと興味のないことをしゃべり続けているからでしょう。

私たちはこの「退屈さ」を払拭するため、肉体的・精神的に刺激の多い活動をします。人類が目新しいことを好み、高速度で動くものを創造するのも、「退屈さ」を防ぐことと関係しています。

現代の私たちは「退屈」をしのぐために、無意識のうちにスマホを触っています。脳に大量の情報を流し続けると、脳内にドーパミンが放出し、やめたくてもやめられない気持ちになり、スマホ依存になってしまうのです。誰かからのメッセージを待っているわけでなくても、無意識にスマホに手を伸ばしているという経験があるでしょう。これは無意識に脳への刺激を求めて取る行動です。スマホ依存症になると、スマホが手元にないときに不安・怒り・鬱の感情を経験したり、睡眠障害などの身体への影響も出てくるのです。アメリカのフォーブス誌によると、1日5時間以上スマホやテレビなどのスクリーンを見ている人は、48％の割合で自殺願望を抱いたことがあるという調査結果が出ており、1日1時間しか見ていない人が28％であったことから比べると、およそ2倍の数字となっています。

最近のスマホのアプリは、いかに人の集中を途切れさせないようにするかを重視して作られています。文章も動画もどんどん短くなり、動画を早送りで見るシステムまで出てきました。人々は無意識のうちに高速で流れる情報にどっぷり浸っているのです。現代のアニメや映画やゲームは、画像や音の刺激、高速なストーリー展開など、あらゆる面で観客の集中力を途切れさせないように制作されているのです。

しかし、人は感情的な高揚を常に求めていると、無謀な行動や危険な行動に出る傾向にあるというデータがあります。あるアメリカの調査では「頻繁に退屈さを感じる」と答えた若者と「それほど退屈さを感じない」と答えた若者と比較すると、頻繁に退屈さを感じると答えた若者のほうが1・5倍の割合で喫煙、飲酒、違法薬物を摂取するという調査結果が出ています。

欲するままに刺激を与え続けるのは、無意識の行動

あらゆるネガティブな感情の中でも「退屈」という感情は、怒りや悲しみよりも比較的軽く考えられがちですが、実は様々な行動を引き起こす基になっているのです。自分の心の中で葛藤が生まれるほど抑えきれない欲望の根底に「退屈」という感情がないかどうか、もう一度あらためて自分に尋ねてみてください。

- 自分の人生がつまらないと感じることはありますか？
- ネガティブな感情を避けるために、複数のパートナーを求めていないでしょうか？
- 複数のパートナーを持つことで、「退屈さ」をしのごうとしていないでしょうか？

心理学では、「退屈さ」には3つの共通の性質があることが分かっています。

●**自主性の欠如**――自由に抜け出せない状況のとき「退屈」に感じます。実際に物理的に脱出できない、というよりも、マインド（頭）の中で「脱出できない」と感じて起こる感情です。授業中に「退屈だ」と思うのも、好き勝手に席を立って外に出られないときに起こります。

●**集中力の欠如**――「退屈」と感じるとき、私たちは物事に集中していません。集中していないときというのは、私たちのマインドは無意識に「過去」か「未来」へ行ってています。私たちは普段、無意識のうちに「過去」か「未来」を行ったり来たりしていて、「今ここ」に意識はないのです。

●自己認識力の欠如

──自分の内面に向き合う能力は、人によって差があります。自分の内面になかなか向き合えない人ほど、「退屈さ」を感じる傾向にあります。自己認識力が欠如している人は、自分が本当に求めているのは何なのか、あるいは自分が本質的にやりたいことは何であるかなどを、的確に判断することが難しいのです。冷蔵庫を開けて、中を覗き込んだのはいいものの、上から下まで何かを探して、興味のあるものがないと判断したと同時に、冷蔵庫から離れるという行動をしたことがあるでしょう？　暇だから何となく冷蔵庫を覗きにいく、といったように、本当に欲していることを的確に認識していないまま行動しているのが「退屈」の状態です。「退屈」だからといって、無意識に刺激を求めて衝動的に動き回れば、様々な自己破壊的な行動や、他人を傷つける行動にもつながりかねません。

まずは自分の内面を見つめることから始めましょう。本質的に欲しいものは何なのか。欲しいものが分かったからといって、すぐに手に入れる行動に出てはいけません。「退屈さ」があるからといって、「退屈」な感情を防ぐために脳に刺激を与え続ける、というのはより良い解決法ではありません。親が幼い赤ちゃんをあやすために、すぐ電子デバイスを与えるのは賢いやり方ではないのと一緒です。高速度の刺激を脳に与え続けると、人はあらゆるネガティブな感情を経験することになります。これと同じように、**欲するままに刺激を与え続けるのは、無意識の行動**です。

「欲する感情」があると感じたら、その感情と寄り添ってみてください。もし何が本当に欲しいのか的確に認識できない場合は、的確に判断できないことから起こるフラストレーションの感情にも寄り添ってみてください。まずは心の内面にある感情と向き合うことです。

このように、自己認識の力を強めること、つまり内観する練習をすることが大切です。早く解決するために、とりあえずの解決方法や表面的な解決方法を求めるのではなく、心の中に寛大な忍耐力を養うことが大切です。すぐに解決したい、すぐに刺激が欲しい、と落ち着きなく刺激を求めることこそ、過度な性的欲求を生み出している原因かもしれません。

リーダーの心のブレが、大きな失敗を引き起こす

繰り返しますが、複数の人との性行為が「悪い」と言っているのでもなければ、「良い」と言っているわけでもありません。**コンシャスネスの学びでの物差しの基準は、自分の心**

の状態が「美しい心の状態」であるかどうか、です。「心の中に葛藤がある」と気づいたときには、まずは心の中と向き合う必要があるのです。なぜならばこの心の葛藤をそのままにしておくと、いずれ自分の心の乱れとなって生活に影響し、気がつかないうちに軸がぶれた判断をするようになり、仕事や家族とのつながりに多大な影響を及ぼすからです。

数多くの経営者やリーダー的存在の人々と接する中、気がつくことがあります。**彼らの失敗のほとんどは、リーダー自身の心のブレが引き起こしている**のです。人からお金を盗まれた、他人に騙された、大金を損失するような決断をしてしまった……。これらの問題によって苦しむとき、一見相手や状況が引き起こしたかのように見えますが、実は自分自身の心の隙が大もととなっています。内面と向き合う習慣をつけているコンシャスリーダーは、毎回の失敗を基に大きな心の学びを得ることができます。そして、さらに大きな飛躍をしていくことができるのです。

心の葛藤で悩んでいる人のために、本書の最後に癒しのメディテーションを掲載しています。心のサプリメントとしてどうぞご活用ください。

まとめ

Lesson 9
「抑えきれない欲望」との向き合い方

難易度 ★★★★☆

●欲望の源のキーワードは「退屈」と「不足感」

●感情や行動の善悪ではなく、心の内に答えを追求する

●欲望を抑えようとする前に問う７つの質問
①過度な欲望の根底にあるものとは何か？
②真に求めているものは何か？
③今のパートナーとの関係に欠けているものは何か？
④欲望を満たして、自分は誰になろうとしているのか？
⑤どんな仮面を取ろうとしているのか？
⑥自分の心は平穏かどうか？　それとも、葛藤が生まれているかどうか？
⑦私は自分の人生に満足しているのか？

●人は刺激の多い活動に依存しやすい

●多くの失敗は、リーダーの心のブレから引き起こされる
→心を磨き続けるリーダーこそさらなる飛躍を期待できる！

Lesson
10

「失うこと」から生まれる痛みとの向き合い方

難易度

★★★★☆

「過去」は変えられないが、「痛み」を癒すのは可能

人が人として生まれた限り、必ず直面するのは、何かを失うことから生まれる心の痛みでしょう。

物質的に何かを失うこと以外の、目に見えないものを失う痛みも含めて、この章では「失うことの痛み」について学んでいきます。

「成功」の裏には失敗があると頭では分かっていても、私たちはいつの間にか失敗を恐れてしまうものです。失敗してしまったり、大金を失ったり、恥をかいたり、不名誉な経験をしたり。私たちは失敗の経験から、二度と同じ過ちを犯さないようにして「成功」を求めます。

しかし、「成功」を手に入れることで、過去の痛みをすべて消し去ることは可能でしょうか。過去と比べてより良い未来を創造するために、自分自身を向上させたり、状況を改善させたりすることはできるかもしれません。しかし、「成功」することで、過去の痛みを完全に消し去ることはできないのです。

私たちの「過去」はそのままの形で記憶に残ります。私たちはその「過去」を平穏な心をもって、ありのまま受け入れることしかできません。もし過去の失敗や何かを失った経験を、ありのまま受け入れられなかった場合、過去の経験は「痛み」として自分の記憶に残り、自分のこれからの飛躍する力や可能性を制限してしまいます。失ったものを取り戻すための生き方は、苦しい生き方になります。負けた経験や失敗した経験、そして何かを損失した経験と向き合うのは、コンシャスネスの学びを深めていく中で非常に大切な学びの1つです。これは頭で解釈するだけで、すべてを理解することはできないかもしれません。

非常につらい痛みを伴った過去と向き合うとき、メディテーションや呼吸法、内観方法などと合わせながら向き合っていくのが、コンシャスネスの学びを深めていく最適な方法となります。

「何かを失う」という経験にはいろいろな形があります。パートナーと別れるとき、私たちは「愛」と「心のつながり」を失います。仕事で失敗したときには、「貴重なチャンス」や「自分の信用」、そして「自信」を失ったりします。お金を失い貧困に追いやられた場合は「威厳」や「自尊心」を失うこともあるでしょう。病気やケガでハンディキャップを被った場合は、「身体の自由」を失います。そして、愛する人を亡くしたとき、私たちはまるで自分の心の中に大きな穴が空いてしまったかのような感覚に陥ります。そしてぽっかり空いたこの穴は、永遠に埋まることがないかのように感じることでしょう。

このように、「失う」と一言で言っても、様々な形があることが分かりますが、これらの「失う」経験には、共通していることがあります。それは「悲しみ」の痛みを経験するということです。そしてこの悲しみは、物理的な状況はすでに過ぎ去ったというのに、頭の中でいつまでも鳴り響いて止みません。私たちは頭の中でその過去を思い起こしては、何度も「過去を生きている状態」になるのです。身体は「今」にあるのに、マインド（頭）は「過去」にある状態です。だからいつまでも悲しみから抜け出すことができないのです。

私たちは、**すでに起こってしまった「過去」を変えることはできませんが、マインドの中にグルグルといつまでも回っている苦悩の思考や感情を鎮め、「痛み」を癒すことは可能**です。頭の中に永遠に駆け巡る様々な思考を鎮め、過去の傷を癒し、心の痛みと苦しみを解消するには、これから挙げる3つの心理的な執着に気がつくことが大切です。

「失うこと」の痛みに伴う3つの心理的な執着

1 「なぜ」への執着

よく私たちは何かを失ったり、失敗したりしたとき、繰り返し頭の中で「なぜ」と自問自答します。「なぜ私だけこんな目に遭うのだろう?」「なぜ人生は不公平なのか?」「なぜ私はいつも欲しいものが手に入らないんだろう?」……。この質問は頭の中で止むことはなく、その答えもとりとめもないものになります。

どうして、私たちは「なぜ」という質問に固執してしまうのでしょうか。過去の失敗や失ったことに対しての正しい解答が得られると思っているからでしょうか。しかし、人生で起こった出来事の背後には様々な現象が関わっており、自分の失敗を招いた1つの原因を特定することはできません。

例えば、リンゴの木を思い浮かべてください。もし私が「なぜここにリンゴの木があるんだ?」と尋ねたとします。すると、「誰かがここにリンゴの種をまいたから」とか「鳥がたまたまそこに種入りの糞を落としたから」と答えることができるでしょう。

しかし、実際「リンゴの木がそこにある理由」にはもっと数多くの答えがあるはずです。土が肥沃で、適度な太陽の光が当たる場所であり、たまたま種の品質は良く、自然環境が整っており、適度な雨が降ってきたから……というように、様々な答えが出てくるはずです。

同じように、「なぜ失敗したのか」と自分に問いかけたときに、表面的には「自分の判断が間違っていたから」とか、「細心の注意を払いきれていなかったから」という答えが出るかもしれません。しかし、他にも様々な理由が出てくるのではないでしょうか。

例えば、朝パートナーとロゲンカをしてしまい、心が乱れたまま出社し、ちゃんと適正評価を分析しないまま、あまり利益が出そうもないプロジェクトに投資することを決めてしまった、という私的要因が、その裏にあるかもしれません。それだけでなく、新型コロナウイルスの影響で、取引先に大打撃があり、たまたまプロジェクト自体がキャンセルになった、という外的要因もあるでしょう。

このように、私たちの人生は様々な現象が関わり合いながら動いており、たまたまそうなるときもあれば、意図的に物事を起こしていることもあります。コントロールできることもあれば、できないこともあるのです。ということは、私たちがただ1つの解答を得ようと「なぜ」という質問で分析をしたところで、自分の失敗に対する1つの解答を得ることは不可能ですし、解決法が見つかるわけでもなく、自分の人生が向上するわけでもありません。

また、このような「なぜ」を繰り返すことによって責任転嫁をしていることもあります。自分を正当化し、どこか他のところに何か原因があるのではないか、と考えてしまうのです。

自分が失敗した背景にある、何億もの宇宙に存在する現象因子を探すことに一生懸命になるのは時間の無駄です。たとえ、あなたが決断した背景にあるすべての宇宙の現象を解き明かすことができたとしても、あなたは満足できないはずです。どのようにして失敗したのか、ということに関して言うと、その答えは1つではないのです。

「なぜ（WHY）」という質問の答えを出すことに意識を集中させるのではなく、その経験から「何（WHAT）」を学ぶことができるのか、あるいは「どのように（HOW）」この先同じような過ちを犯さないようにするのかということに、頭を切り替えていく必要があります。自分が理解できる範囲で、どこが間違っていて、どこが不注意だったのか。どのくらい楽観的に物事を捉えていたのか。リスクをどれだけ考慮したのか。このように「なぜ」という質問を回避し、「何を」学べたか、そして「どのように」改善していくかということに意識を切り替えていくことで、自己責任への道が開けてきます。自分の中で欠如していた部分を受け入れ、全体を深く理解し、将来へ向けて視野を広げていくことができるのです。「なぜ」という質問を頭の中で繰り返し、ありもしない答えを探すことに時間を浪費せずに、客観的に大きな視野で物事を理解していくことが大切です。

2　「自分」への執着

何かを失ったり、失敗したりしたとき、人は「自分」へ執着するようになります。自分の失敗が受け入れられないとき、「自分が失敗するなんて」「自分がこんな目に遭うなんて」という思考が頭の中に現れたりします。

愛する人を失ったときも「自分がしてあげられることはなかったのか」「どうしてあのとき自分は○○してあげられなかったのだろうか」と考えます。

何かを失ったとき、人の意識は「自分」にフォーカスするようになります。そして、この「自分」はエゴセルフそのもので、自分を中心にした立ち位置から物事を考えだすのです。そして、物事の中に「自分」を重ね合わせて見ている状態になります。マインドが「自分」というものを重ね合わせて、「自分が失敗した」つまり「自分は失敗者である」と見ているのです。

しかし、レッスン7で説明した通り、「自分＝状況」でもなく、「自分＝過去の失敗」でもありません。このようにして「失敗者」としてのアイデンティティーを取り入れるのではなく、自分と外側の状況とは別物であることに気づくことが大切です。

状況としては「失敗した」のかもしれません。想像していた以上の結果が出なかった場合は「失敗した」と感じるものです。でも、この状況はあなたではありません。

自分を取り巻く表面上の状況と、自分自身を切り離して考えることが大切です。これは、メタ認知のスタンスで物事を見ていく力を身につけることでもあります。失敗した経験は「あなた」のことではないのです。神や宇宙があなたの失敗を願って、ある物事を引き起こしているのでもありません。「自分」のせいにしたり、「自分」を中心にして考えるのではなく、一歩引いて、周りの状況を「ありのままに」客観視するスタンスを身につけてください。

3 「永遠」への執着

私たちは、人生のすべての事柄が流れゆくものであり、変化していくことを知っています。

哲学的な視点から見ると、物事には相反する性質が存在します。健康と病気、喜びと悲しみ、増加と減少、出会いと別れ、成功と失敗、生と死……。これらは相反する性質を持ちながら、切っても切り離せないものであり、また避けて通れないものです。

しかし、私たちはなぜか、片方のポジティブなほうのみを経験したいと願い、なるべく長い時間、良い状態が続いてほしいと願います。喜びが永遠に続くように、なるべく長く一緒にいられるように、あるいは「成功」がずっと続くようにと願うのです。痛みや別れ、失敗などの苦しみは、経験したくないものです。

片方のポジティブな出来事を願う理由は、人類が古くから持つ「永遠」への執着に由来します。人は美しいと感じるもの、あるいは「自分」と思えるものには快楽を覚えます。そしてその快楽が永遠に続いてほしいと願うのです。頭では「永遠に喜びだけ経験することは不可能である」と分かっているはずなのに、私たちの「永遠」への執着は止むことはなく、常に心の中に隠れています。また、失敗や悲しみ、別れなどを経験したときは、「永遠にこれが続くかもしれない」という錯覚に陥ります。

コンシャスネスの1つの知恵として、**人生にもたらされるすべての事柄は永遠ではなく、常に変化するもの**というものがあります。冬の桜の木を思い出してください。はだかの木もやがて春になれば柔らかな木の芽が吹き出し、見事に花を咲かせます。永遠に冬の状態で留まることはないのです。同じように、あなたも失敗や何かを失ったことで、強くなり大きく成長していくのです。私たちの失敗や失った経験を、それほど大きなものとして捉えるのではなく、**人生は変わりゆくものであり、永遠ではなく、すべては過程であること**を受け止めたとき、私たちの苦悩はだんだんと小さくなり、そのうち自然とより良い方向へ向かって歩んでいくことができるのです。

これは、心の状態でも同じことが言えます。「苦悩の状態」にいることを極力少なくし、「美しい心の状態」に戻すことは大事なことです。しかし、私たちは「美しい心の状態」を永遠に続かせることはできません。人生は様々な出来事が起こるものであり、そのたびに怒り、悲しみ、不安など様々な感情を伴って「苦悩の状態」になるのです。春夏秋冬があるように、常に春や夏を望んでいることを「心を磨く上での成功」とするのではなく、秋や冬が来たときには、それを解消することで大きな気づきを得る学びの場とするのです。そこから学ぶことで、自分を成長させることができ、他人の痛みも理解できる思いやりの心を育むことができるのです。

ATTACHMENT（付着）とDETACHMENT（非付着）の違い

コンシャスネスの学びの中では、何事にも一歩引いて観察する「メタ認知」のスタンスが大事だとお伝えしました。これはATTACHMENT（付着）とDETACHMENT（非付着）の違いであり、人生の物事に対して、自分のアイデンティティーをくっつけて考えてしまうと「苦悩の状態」になることと共通しています。**人生が良くない方向へいっている状況と、うまくいっている状況のどちらにも、自分のエゴセルフをくっつけてはいけません。**人生の良くない方向へいく状況と「自分」をくっつけてしまうことで、私たちは「被害者」になり、苦悩から抜け出すことはできなくなります。一方、人生がうまくいっている状況と「自分」をくっつけてしまうと、「成功者である」というアイデンティティーを取り込むことになり、ひとたび現実とのギャップが生まれたときに、非常に苦しむことになるのです。

このくっつく、という性質は以前の章で説明した「柵を作る」と同じ性質です。普段無意識に「私のもの」と柵でがっしりと囲っていればいるほど、それを失ったときに非常に深い苦しみになります。柵で囲って自分のアイデンティティーを見出しているものを失うというのは、「自分自身」の一部を失うことと一緒です。

失ったときの痛み↓「自分」の一部を失うことから発生する

●お金を失ったときの苦しみ↓　お金の中に自分自身のアイデンティティーを見出していると、お金を失ったときに苦しみます。「お金持ちでなければならない」「成功者でなければならない」などの理想像を掲げていると、お金の増減に自分の心は左右されます。お金を失う↓自分の理想像が埋められていない、ということになるので、苦悩するのです。例えば株の投資で100万円損してしまったとき、「自分はだめなやつだ」と自分のアイデンティティーとお金をくっつけて考えてしまいます。事実上、たまたまどこかの大きなヘッジファンドが市場を操作した結果として、損失が出たのかもしれないのに、自分のアイデンティティーを攻撃されたかのように思えて、嘆き悲しむのです。

●職を失ったとき↓　不況のため会社が大勢の社員を雇用できず、やむを得ず解雇せざるを得なかった、という背景だったのに、解雇された本人は「自分」が拒絶された、あるいは「自分」の価値を認めてもらえなかったと苦しむことがあります。これは仕事に自分のアイデンティティーを見出しているためなのです。

●愛する人を亡くしたとき→　相手と自分が2人で1つ、というハートのペンダントの状態で暮らしていればいるほど、その半分を失ったときの空間が埋められず苦しむことになります。相手を「自分のもの」と無意識に柵で囲っているから、まるで自分の一部がもぎ取られたかのような苦しみを感じます。一方、もしパートナーが亡くなった後に、自分の知らないところで不倫していたことが発覚すると、どうでしょうか。途端にそれまでのような悲しみはなくなり、急に白けた気持ちになってしまうでしょう。これは不倫が発覚した瞬間に、「自分のものじゃない」と放り投げている状態になるからなのです。

このように、人は何かを失って苦しむとき、そのものに自分自身を見出していればいるほど、なくなったときの苦しみが大きくなります。仕事も、会社も、友達も、家族も、パートナーも、すべて世の中にあるものは「自分のもの」にはなりません。自分は自分だけですでに完全であること。そしてそのままの形で自分の素晴らしさを相手と共感するだけなのです。物事にくっつかない非付着（NON-ATTACHMENT）のスタンスで生きていくのが心穏やかに素晴らしい人生を作る秘訣なのです。

お金を失ったときの苦しみ

〔ストーリー〕

2008年のリーマンショックでは、当時アメリカのハワイ島にいた私たち夫婦にも多大な損害が出ました。投資家&不動産業をしていた主人は、会社の倒産は免れたものの、総資産を失い、仕事をすべて失いました。そんな苦境の中、彼よりも経験の豊富な投資家たちに、こうアドバイスをもらったのを覚えています。

「こんなときは、地価の安い東南アジアなどに行って、嵐（不況）が去るのを待つといいよ」

つまり、超一流の投資家たちは、「しばらくこの不況は続くから、流れに逆らって頑張るんじゃなくて、時が良くなるのを気長に待て」と言うのです。

当時まだ30代の私たちは、彼らが言うその言葉は「逃げ」にしか聞こえませんでした。「こんなときに旅行だなんて。頑張るのが正しい」、そう会話したのを覚えています。

とはいっても、お金がなくては生活ができません。当時まだ0歳と2歳の乳幼児を抱えていた私たちは、不況を乗り越えるべく、デイトレーディングに2年間を費やしました。米政府から医療支援を受けながら、打開策を求め、朝から晩まで、夜中にも起きては画面に向かう毎日でした。その生活は、まさしく暗黒のモグラ生活でした。その2年間、収入はまったくなく、銀行口座からどんどんお金が出ていく様子を見ては、不安に駆られる日々を送りました。

3年目に入り、オアフ島の不動産はあまり不況の影響が出ていないことに気がつきました。離島のハワイ島とオアフ島では、経済が違うのです。その後デイトレーディングに見切りをつけ、オアフ島に引っ越し、少しずつ新しい地で不動産投資を始め、少しずつ苦境を乗り越えていくことができたのです。

これだけを話すと、まるで経済が良くなったことが私たちを復活させたような感じがするかもしれません。しかし、モグラ生活から離脱したタイミングがまさしく、私たちのコンシャスネスの学びとの出会いだったのです。そして、主人はコンシャスネスの学びを通して、苦悩がどこから来ていたのか、ということに気づき始めるのです。

彼はあのモグラ生活の間、苦しみ続けました。なかなか見えない打開策をつかむために、暗闇を歩いている感覚で2年を過ごしたのです。しかし実際には、全財産を失ったことや、収入がないことが苦しかったのではなく、彼の「成功者像」が埋められないことが辛かったのです。全財産を失ったことは、「成功者」としての肩書が壊れたことを意味し、医療支援をいただかなければ生活ができなかったという事実でさえも、彼の「成功者像」をズタズタにしていたのです。家計が支えられなくなったという現実は、同時に「立派な父」という理想像と、「素晴らしい夫」という理想像も傷つけました。この2年間苦しみ続けた理由は、これらの苦悩の真実を知らずに生きてきたからだったのです。

それ以来、私たちは夫婦でコンシャスネスの学びを続けています。苦悩を経験するごとに自分と向き合うことで、数多くの「理想像」を紐解いていきました。これを繰り返すことで、多くの気づきを得ることとなり、心を磨き強くすることにつながっていきました。

あのリーマンショックのときに読みあさった本のある1冊に、「景気のサイクルは12〜15年ごとにめぐる」ということが書かれてありました。「2008年から12〜15年後だとすると、2020年あたりにまた不況が来る？」と言いながらも、「まさかね〜」と半信半疑だったのを覚えています。それがまさか2020年のパンデミックによる不景気だとは、誰が想像したでしょうか。

そういう意味では、「本当に来たか」とびっくりはしましたが、心はあのときよりも成長している気がするのです。もちろん今回のパンデミックでも、かなりの金額を損失しましたし、ほとんどのプロジェクトを断念しなければならず、失ったものは非常に大きかったです。しかし、心と向き合うことの練習をしてきたために、「成功者像」にしがみつく必要もなく、ひとつひとつの事実を見据え、決断をしていくことができていると感じます。以前のように、2年もかけて苦しみから抜け出すことはありません。

もちろん、不安になるときもありますし、苦しくなることもあります。そんなときは、必ずメディテーションをし、また自分と向き合うのです。何が苦しいのか、真実を見極めるのです。

私の夫は、今や経験豊富な投資家の一人です。

「今まさしく全世界の人々が経済的不況に直面している中で、皆さんに何かアドバイスはありますか？」と夫に聞くと、彼はこう言います。

「自分が『苦しい』と思うときは、長期的な判断をしてはダメだ。自分と向き合い、自分の心の中の真実を見るんだ。それで、**今までの生き方と自分の信念にズレがあると感じるなら、今がチャンスだ。新たな生き方を今から作るんだ**よ。

一方で、もしあなたが、今までの生き方は自分の信念に基づいたもので、これからもその情熱を貫いていきたいと思うなら、**今の不況を『永遠に続くもの』と考えちゃだめ**だよ。いつかは不況も過ぎ去る。その時を待つんだ」

お金や仕事を失った方の、これからの新たな人生を力強く歩んでいくヒントになれば幸いです。

愛する人の死

希望を失う

失敗や何かを失った経験をしたときに、どのようなことが内面で起こるのかを見てきました。

その中でも、大きな苦悩として挙げられるのは、おそらく「愛する人の死」でしょう。

愛する人を亡くしたときにも、先ほど挙げた「なぜ」「自分」「永遠」の「3つの執着」が内面で起こります。

しかし、愛する人の死と向き合うとき、他の失う経験とは大きく違う点があります。

それは「希望」です。

他の大きな問題から生まれる苦悩と比べて、愛する人の死は、なぜ多大な苦悩を引き起こすのでしょうか。それは愛する人と死別することで「希望」をなくしてしまうからではないでしょうか。

お金、仕事、仕事の役職、名声など、他の物事をなくしたときは、「いつかまた取り戻せる」あるいは「いつかまた違う形でやり直せる」という希望があります。愛する人とうまくいかなくなって別れるというときでさえ、「また他の人とやり直せる」という希望があります。

しかし、愛する人の死に直面したとき、「この大切な人にとって代わる人は、この世に誰ひとり存在しない」という現実を突きつけられます。そして愛する人は、決して戻ってくることはないのです。

非永続性と変化の知恵

人は「希望」を失うと、非常に強い嘆きや悲しみを経験し、自分の内面と向き合うことが非常に難しくなります。愛する人の死が「希望」までも奪ってしまったとき、人は内面と向き合おうとする気力さえも奪われるのです。

愛する人の死と向き合う勇気を持つためには、私たちは普段の生活の中で、**すべての物事は永遠に続くものではなく、常に変化するものである、**ということを心に落として生きていくことが不可欠です。これは頭で覚えるのではなく、心に落として本当の意味で理解していくことが大切です。普段小さな「損失」を経験したときに、何事も移りゆくもので、永遠に続くものではない、と気がついていくこと。そして人生に起こるすべての事象に対して、何事にも「しがみつかない」という非付着のスタンスを取って生きていくことが大切です。普段の生活の中で少しずつこれを練習していくことで、自分自身を強くし、愛する人の死という大きな問題に直面したときに、勇気を持ってその苦悩と向き合うことができるでしょう。

人は限られたコンセプトである「自分」というものにしがみつきます。「私」あるいは「私のもの」として、柵を作ります。「自分」という限られたコンセプトにしがみついている力が強ければ強いほど、「変化」を嫌うようになり、人の死によって生まれる自分の苦悩は大きくなります。そして死への恐怖もまた大きくなっていくのです。

物事の真実を平和な心で捉えるには、エゴセルフと共に生きるのではなく、エゴセルフを超越することが大切です。コンシャスネスのパワーについて学んでいくと、いかに私たち人間の存在が「限られた特質」であるのかということに気がつくでしょう。「限られた特質」であることを理解すればするほど、現実に起こる変化の流れに沿った生き方ができるようになり、避けて通ることのできない「死」の本質も、穏やかな心で受け入れていくことができるようになります。

もちろんこの本を読んだだけで理解できるものではないかもしれません。深いコンシャスネスの学びを心に落としていくことはもちろん大切ですが、同時に内観やメディテーションなどを通し、普段から自分と向き合う時間を設ければ、「受け入れる」ということができるようになるでしょう。

人生の意味とは何か

「あの世」に「成功」は持っていけない

余命を医者から宣告されて、初めて自分の死と向き合うという話を、私たちは様々な場面で耳にします。長年にわたる犠牲と血のにじむような努力の末に、素晴らしい名誉と金銭的な勝利を勝ち取ってきた人でも、自分の死を宣告されて初めて「俺も死ぬんだ」と気がつくのです。通常私たちは意識しない限り「死」のことを考えないものです。

「死」と向き合ったとき、成功を求めて生きてきた数多くの人が気づくことがあります。

「手に入れた成功も、名誉も、お金も、あの世には持っていけないんだ……」

そして、次の疑問が頭をよぎるのです。

「俺の人生は、いったい何だったんだ？」


人生の意味とはいったい何でしょうか。自分の有能さを証明することでしょうか？　有名になって自分が生きた証を残すことでしょうか？　自分の能力や価値を試すことでしょうか？　自分が死ぬ瞬間にどれくらいのお金を持っているかを競うことでしょうか？　いったい誰と競っているのでしょうか？

「自分の有能さを証明する」「自分の価値を証明する」「自分が生きた証を証明する」「自分の名前を後世に残す」「自分が偉大であるということを証明する」……。このような生き方は、エゴセルフが作り上げる自分の理想像を埋めるための生き方です。すべては「自分」が中心になっており、世界の中で「自分」がいかに秀でているかを証明したがっている生き方です。

生きる意味は「生きること」

では、エゴセルフを超越した生き方を学ぶコンシャスネスの授業では、「人生の意義」をどのように捉えるのでしょうか。BODY（身体）の観点から見ると、私たちは生命体の１つです。身体が生まれてきて、私たちは身体の衰えと共に死を迎えます。これは他の様々な生命と同じです。しかしコンシャスネス（意識）の観点から見ると、私たちは常に１つであり、永遠に広がるものです。**「自分の人生には、特別な意味があるはずだ」と考えることは、限られたマインドで、エゴセルフが作り上げていることです**。身体が生まれ、経験を積み、消滅していく傍ら、私たちのコンシャスネスは常に１つであり、壮大で永遠なるものです。

あえて「生きる意味は何か？」という質問に答えるとするならば、「生きること（To Live）」と言えるでしょう。様々な経験を積んで、学び、いっぱい感動して、つながる素晴らしさを経験し、死ぬ最後の瞬間まで生きることです。

私たちは生まれた瞬間から毎日「死」へ確実に近づいて生きています。明日起きたら、またさらに死へ近づいているのです。その真実にあらためて気がついたとき、人は「今」

を大切に生きるしかない、と思うでしょう。私たちには「今」しかなく、「過去」はすでに過ぎ去り、「将来」はすべて憶測か妄想にすぎないのです。

人が死ぬ間際に求めるもの

人は死ぬ間際にどんなことを望むでしょうか。「ああ、あと10分、会社のオフィスで働ければ……」あるいは「ああ、あと一個、仕事のアポが取れていれば……」などと、仕事のことを考えるでしょうか。そうではないはずです。数多くの人々は「あと少しだけ、愛する人と共に時間を過ごすことができれば」と思うのです。

人が本質的に求めるものは「つながり」です。愛する人と深いところで「心をつなげる」ことや、動物やペットと「つながる」こと、そして自然と一体になり、すべてのものと「つながる」こと—。私たちは無意識でいると、エゴセルフが動き出し、「自分」が真ん中に来て「理想像」を埋めるような生き方をしたり、人と比較したりしながら生きたりします。この状態ではいくら愛する人と同じ空間で過ごしていても、時間はただ過ぎ去るだけです。相手も自分も心はつながりません。あなたの意識が「今ここ」にあり、パートナーの心の状態をスキャンすること。これが心をつなげる第一歩です。**どれくらい長い時間一緒にいたのか、ではなく、どれくらい自分の意識を「今」に持ってこれるか、**が自分の心のつながりの満足感を決めるのです。

私たちのこの身体は、今もこの瞬間、刻々と「死」へ近づいているのです。今これから「心をつなげる今の意識」を大切に精一杯生きることで、素晴らしいコンシャスリーダーとしての人生を歩んでいけるのです。

まとめ

Lesson 10
「失うこと」から生まれる痛みとの向き合い方

難易度 ★★★★☆

●喪失感を増大させる３つの執着

①「なぜ」への執着：理由を追及しても悲しみは癒されない

②「自分」への執着：自分を物事にくっつけて考えない

③「永遠」への執着：永遠はない。常に変化するもの

●アタッチメントとディタッチメント

執着、依存、束縛をして自分を物事にくっつけず、あらゆる状況をそのまま受け入れること

●人が死ぬときに求めるものは、本質的な「つながり」

Lesson 11

心を磨く5つのステージ

難易度

★★★★★

「心の成長」という旅

難しい内容もあったかもしれませんが、前章のレッスン10までで、本書で皆さんに実践していただきたいコンシャスネスの知恵は、一通りお伝えすることができました。毎日の生活の中で、メディテーションを取り入れながら実践することで、心は磨かれ、強い芯をもって人生を歩んでいくことができるはずです。

では、コンシャスネスの学びを実践していくと、私たちはどのような段階を踏んで成長していくのでしょうか？　この答えは、自分の生まれた時代や場所を超えて、全人類に当てはまる5つのステージとして理解することができます。

これからこのレッスン11でお伝えすることは、これまでの具体的な実践とは趣が異なりますが、これを知ることで、自分を高めるための道しるべを、大きな視野で理解することができると考え、あえてお伝えしたいと思います。

心を磨くトレーニングをしてきた人は、とても興味深い本質の学びがここにあり、「なるほど」と思っていただけるでしょう。一方で「難しい」と感じる方もいらっしゃるのではないか、と思います。

ですので、今すべてを理解できなくてもオッケーとしてください。少しずつ心が成長するうえで、きっと役に立つ時がくるはずです。

「今、自分はこの段階にいるのかもしれない」と確認したり、「これから自分はこんな経験をするんだ」と感じたりしながら、これからの旅の予告編として、気楽に読んでみてください。

コンシャスネスの学びは、知恵を基に真理を追求する旅です。この探求心は、人類にもともと備わっているものです。これは例えるならば、見えないGPSが私たちの中にあり、常に喜びと幸せの未開拓分野へと、引き寄せられているようなものです。

世界のどの文化でも、人々はこの5つのステージを経て、心の成長を遂げています。それぞれのステージにいる人間は、誰もが知らないうちに同じ源へ引き寄せられています。それがコンシャスネスへの旅なのです。

心を磨く5つのステージ

際限のないコンシャスネスの段階に到達する過程では、それぞれの段階でエゴセルフがユニークな形で関わっています。また各ステージには、それぞれ長所と短所があることも解説していきます。これらを詳しく見ていきましょう。

1　自己昇華&自己鍛錬のステージ Self-sublimation/Self-discipline

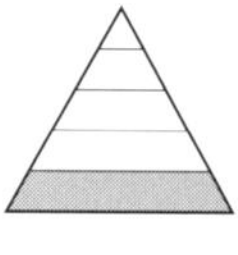

モラルと正しさを求めるステージ

一番初めのステージは自己昇華&自己鍛錬のステージです。**このステージでは、エゴセルフはモラルと正しさを追い求めています。**

人は精神的変容を追求するとき、まず初めに「良い人」になろうとし、「悪いこと」や「自己中心的な考え」、あるいは「破壊的な行い」を避けようとします。

では誰が「良い人」になりたいと思っているのでしょうか。
それはエゴセルフです。このエゴセルフによって、私たちは、「完璧で、清純で、愛にあふれた、他人に貢献する人間になるため」に努力するのです。下等な刺激に振り回されるのではなく、高等な表現を駆使する人間に変わりたいと思うのです。このことを自己昇華と言います。

かつて狩猟採集の時代から文明社会へ変わったとき、人は自己鍛錬の段階を経なければなりませんでした。自己中心的な行動を控え、衝動的な行動を抑えることは、文明社会の一員となるために必要不可欠な学びだったのです。

このステージでは、ある一定の思考、感情、行動が浮上しても、それを力ずくで抑え込みます。そして意図的に優しさを見せたり、お金を寄付したり、年配の人を敬うなどの「行動・儀式」を行います。

多くの聖人、宗教的なリーダー、そしてガンジーやマーティン・ルーサー・キング・ジュニアなどの政治のリーダーは、「非暴力・優しさ・平等」を主張してきました。

あらゆる宗教で見られるのがこの自己鍛錬です。信仰し、儀式をし、そして自分よりも上の力を信じ、恐れと罰をもって人間を鍛えるのです。

エゴを抑制する

この自己昇華&自己鍛錬のステージに必ず存在するのは、エゴの抑制です。エゴの抑制とは、自分自身を少し落とした位置に置き、高い位置にある存在や権力者の前に捧げるというものです。そして人々は、外側の権力者に自分の人生を導いてもらうことを当てにします。

このステージにいる人々は、神、マスター、王、法的権力者、宗教的権力者に、何がモラル的に良くて、人道的で、正しいことなのかというルールを定めてもらうよう願います。そして疑問を持たずに、これらの規律に従うのです。

宗教を信仰する多くの人々は、その宗教のリーダーやその倫理基準に従います。自分の外側にあるパワーの象徴を頼りにすることで、自分の中のエゴセルフを訓練しようとします。

〔長所①〕モラルの道しるべを描いてもらえる

この自己昇華&自己鍛錬の長所は、人々の内面に「人はこのように生きるのが良い」というモラルの道しるべをはっきり描いてもらえるという点です。多くの人は、何が道徳的であり受け入れられ、何が受け入れられないのかということをはっきりさせて、それに従うことがシンプルで分かりやすい生き方だと考えます。

この場合、自分の思考や行動について深い哲学的な内観を必要としません。まるでそれぞれの信仰や政府、あるいは文化の上の人から「人としての生き方」のチェックリストを与えられたような感じです。長年の間この「生き方」に従うことで、魂は清純になり、神・王・リーダーからのご加護を受けることができると信じます。

〔長所②〕苦悩の中でも、ポジティブな側面を見出せる

自己昇華&自己鍛錬の2つ目の長所は、心理的・感情的な点にあります。例えば、宗教的しきたりを順守することで、大変な問題が起きたときでも、落ち着いた行動を取ることができるのです。「自分に起きる問題は、過去の自分が起こしたカルマのためである」ということを信じる人もいれば、「苦悩を感じても、不平不満を言わずに耐えることで、自分の魂は浄化され、死後極楽浄土へ行くことができる」と信じる人もいます。このステージにいる人々は、落ち込んだり悲しんだりしても、人のものを盗んだり暴動を起こしたりするような、レベルの低い衝動的な行動に移ることを抑制することができます。

また身体が不自由な人や、治らない病気などを持っている人は、信仰を持つことで、自分自身のコンディションを受け入れることができるようになるケースもあります。自分の身体のコンディションのために鬱になったり、自殺を考えたりするのではなく、もっと高貴な宿命があるのだと捉えます。怒りや恐れ、悲しみなどの低レベルの衝動的感情をそのまま出すのではなく、神や仏陀などの自分より高い位置にあるパワーを信頼し、身をゆだねることで、高いレベルへと昇華させることができるのです。

〔長所③〕秩序と平等

その他にも長所はあります。正しい秩序、そして平等を社会にもたらすことができるということです。自己昇華&自己鍛錬のステージでは、人々を統率しやすくなり、社会へ貢献する人を育てやすくなります。

日本は特にそのいい例でしょう。相手を尊重し、規律を重んじる日本の文化は、世界的にも評価されています。優秀であること、正確さと完璧さ、伝統と年配を敬うという教えを基に、素晴らしい文化を作り上げています。

実際に新型コロナウイルスに対応するために行った非常事態宣言の下でも、他の国のように攻撃的な行動に移る群衆はまったく見られず、落ち着いた心で「自粛」という形でそれぞれができることをする、というスタンスを取ることができました。これはセルフ・サブリメーションによる長所が顕著に表れています。

〔短所①〕権力者への依存と狂信者の創出

このステージで気をつけなければいけないのは、信仰と依存が行き過ぎてしまうと、権力者によって悪用されることがあるという点です。

一例として、カルト宗教の問題が挙げられます。カルト宗教のリーダーが、教徒のマインドと心をコントロールする力を握ることで、人々に重圧をかけてしまうことがあります。「強く信仰することで、大変な苦境を乗り越えることができる」と説く教えもあれば、「死の向こうには天国が待っている」と信じ込ませる教えもあるでしょう。信仰者がそれにやみくもに従ってしまうことで、考えることをやめてしまい、物事を的確に判断する力を失います。それと同時に、自分の人生における責任までも権力者にゆだねてしまうのです。

信仰心があまりに強くなると、社会的ルールにさえ従わなくなることもあります。その結果生まれるのが、狂信者です。その一例が、最高位の神やアラー、政治的リーダーの名の基に、テロを起こす狂信者たちです。

〔短所②〕偽善者を作ってしまう

もう1つのマイナス点は、自分自身の内面の真理に重きをおかず、偽善者を作ってしまうという点です。このステージの人は「周りにどう見られるか」ということを気にして、自分が理想とする表面的な振る舞いをしがちになります。また、「自分の内面でどう考え、どう感じているのか」ということにも目を向けなくなります。

例えば、現代によく見られる「政治的な正しさを見せる」という行動で考えてみましょう。誰もが皆、公然で何をどのように言うのかということに、過剰に気を配るようになっています。自分の言動に敏感になり、社会のある一部の人を傷つけないように、そして行き過ぎた意見を持つ人として見られないように、細心の注意を払うのです。これは、政治的リーダーや有名人だけのことではありません。一般の主婦や学生の間でも同じようなことが見られます。周りに溶け込むために、当たり障りのないことを言ったり、周りと同じ行動をし、「普通」に見られるようにしたりすることもこれに当てはまります。

このように自分の意見を押し殺した生き方は、周りから「いい人」といいイメージを持ってもらうことができるので、一時的にはいいのかもしれません。しかし、自己の精神を成長させるという意味では、心の成長を阻害することになります。なぜならば、「自分がどう見られるのか」という自己の理想化ばかりに夢中になってしまうからです。高貴な行動をしていると見られているかどうかに一生懸命になり、自分自身の心の中にある暗い影は見て見ぬふりをするのです。

世界的に有名な心理学者カール・グスタフ・ユングは、このような言葉を残しています。

「光をイメージしても悟りを得ることはできない。影を意識的に捉えることで悟りを得ることができる」。つまり、自分の内面に目を向けず、自分の「理想の姿」ばかりを誇張して生きることは、本当の意味での精神の成長にはつながらないのです。

ここで、自分の心に問いかけてみましょう。ぜひ自分の気づきをノートに書き出してみてください。

- 今のあなたは、どのくらいこの自己昇華&自己鍛錬の特徴が当てはまるでしょうか。数分の間、考えてみましょう。
- 自己を理想化すること、そして自分を押し殺すことは、自分に対して思いやりをなくしてしまうことにつながります。他人のために、自分を犠牲にしているところはないでしょうか。自分のことをよく思ってもらいたいがために、自分を犠牲にしているところはないでしょうか。
- 「ちゃんとしなくては」「礼儀正しくしなければ」「優しくしなければ」と必要以上に考えてしまい、自分自身を苦しめてはいないでしょうか。

2　セルフ・エンパワメントのステージ　Self-empowerment

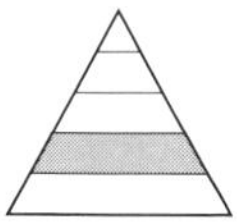

自分で人生を決めていく

精神進化の2番目のステージは、セルフ・エンパワメントです。先ほどの自己昇華&自己鍛錬のステージでは、他人に決断をゆだねていました。ここでは反対に、「自分で自分の人生を決めていく」というスタンスを取ります。この第2ステージに来た人は、自分に自信をつけること、そして自己肯定感をつけることにフォーカスして、セルフ・エンパワメントを求めます。**このステージでは、エゴセルフは「自由」と「独立」、そして「自信のある姿」を求めます。**

このステージに来た人は、自分の人生を生きたいと願い、自分でルールを設けます。自分で自分の人生をコントロールしたいと願うのです。多くの自己啓発、パーソナル開発、コーチング法は、このセルフ・エンパワメントが基本になっています。自己肯定感を高め、自信をつけ、自分にパワーをつけて独立した生き方を達成することを目標に掲げています。「自分にはできる！」「可能性は無限大だ！」などというモチベーションのつけ方も、このカテゴリーに入ります。

「明白な自己肯定」と「潜在的な自己肯定」

自己肯定には2種類あります。1つは「明白な自己肯定（Explicit Selfesteem）」ともう1つは「潜在的な自己肯定（Implicit Selfesteem）」です。

「明白な自己肯定」とは、自分が「成功」して、富を手に入れ、有名になり、強くなり、外見が美しく、高学歴であると感じるようなことです。「私の人生は素晴らしい。なぜならあれもこれも達成することができるから」と感じます。自分の意義と価値は、主にこの外側の達成と行動によってもたらされます。

一方、「潜在的な自己肯定」とは、自分が感謝の心でいっぱいになったり、喜びの気持ちがあふれてきたり、思いやりや優しさの心を感じているときのことを言います。チャリティー活動をしたときに感じる充足感や、自分自身が完全に受け入れられたと感じた瞬間に、この「潜在的な自己肯定感」を感じます。これらは「自分の人生はシンプルに美しいものである」という感覚で、「自分の人生が美しく富んでいるということには、これ以上何の説明や理由もいらない」といった状態を表します。ハートがいっぱいになった状態で、無制限の幸せを感じます。

この第2ステージのセルフ・エンパワメントでは、この「潜在的な自己肯定感」ではなく、前者の「明白な自己肯定感」を強めることにフォーカスしがちである点を理解しておいてください。

〔長所〕目標を立てて達成し、富と「成功」を手に入れる

セルフ・エンパワメントは、自分のキャリアを「成功」させ、富をもたらし、自信をもたらし、独立することにおいては長けている方法と言えます。ピーク・パフォーマンスと言われるように、最高の結果を出すこともできるでしょう。ポジティブに考えることができるようになり、パワーがみなぎった自信のある態度になり、説得力のある言葉を発することができるようになります。何より、自分で目標を立てて、それを達成する力を身につけることができます。

ここでは、自分の置かれている状態や考え方、そして態度を変えていくことが、メインのアプローチとなります。

もしあなたが短期的に結果を出す方法を探しているならば、この方法が最適でしょう。多くのアスリートたちは、競技の前にセルフ・エンパワメントのテクニックを行います。大声を出したり、体勢を変えることで、集中を生み出し、自信をつけさせ、勝利者の態度を身につけるのです。

これは多くの経営者やリーダーたちも利用しているテクニックです。大勢の前で講演を

行うときなど、あがってしまわないように、セルフ・エンパワメントのテクニックを使います。胸を張ってみたり、アイコンタクトを取ったり、大声を出してみたりして、体勢を変えて自信のある姿を作ります。頭の中で「自分にはできる」といったことを言い聞かせて舞台に立つのです。

〔短所①〕短期間で結果は出せても、長続きしない

セルフ・エンパワメントは、私たちに短い時間でエネルギーを与えることができます。それは100メートル走を走る前にエネルギードリンクを飲むようなものです。

しかし私たちは、エネルギードリンクを飲み続けたままの状態で、人生を生き続けることはできません。「結果を出すこと」というのは「人生を生きること」とは違います。問題を乗り越えて結果を出すときのやり方を続けても、「自分の人生を生きる」という面ではうまくいかなくなります。

私たちは、常に感情的に高揚した状態で勝利者の態度を取り、常に自分にテコ入れし、励まし続けることはできないのです。

「幸福感」「勇気」「自信」「平穏さ」などは、私たちの心が「美しい心の状態」になったときに自然と湧き出てくるものです。何らかの「テクニック」や「方法」を駆使しても、長期的に自分の心を幸せにしたり、自信をもたらしたりすることはできないのです。

だからこそ、セルフ・エンパワメントのやり方は、効果的に使える場面が限られていま す。そして多くの場合、人との関係や心の成長、精神の成長といったものは、この一般的なセルフ・エンパワメントの域を超えたところに存在します。

〔短所②〕自信過剰からくるエキスパート・シンドローム

セルフ・エンパワメントは、自分がセルフイメージよりも大きいものであると、自分に信じさせます。「私は何でもできる！」「私に不可能はない！」「私は頭が良い！」「私には力がある！」などと何度も自分自身に言い聞かせることで、自信過剰になり、自己陶酔的になります。

セルフ・エンパワメントは、自分の中に弱さを感じることを嫌います。もし弱さを見出したときは、自分の中の強さにフォーカスすることでそれを抹消しようとします。しかし、これを続けてしまうと、現実を見ることが辛くなります。そのような人は、常に他人からの誉め言葉やアファメーションを必要とし、そのうち健全でない感覚を自分の心の中に見出すことになり、失敗からなかなか立ち直れない人を作ってしまいます。

アメリカの大学生が直面している精神問題が、このような例として挙げられます。

1970年代に「自己肯定感を高めることで、子供の成功とピーク・パフォーマンスを作り出すことができる」というデータが発表されました。それから30年間、親や教師たちは、子供たちの自己肯定感を高めることにフォーカスした教育をしました。たくさん誉めることや、ポジティブなことしか言わないようにすることで、子供に「自分は特別なんだ」と思わせる種をまき続けたのです。

その子供たちが成長し、大人になった今、彼らは自信のある物怖じしない人間になり、よく発言をし、「成功」する人を多く生み出しました。しかし一方では、自信過剰から来る「エキスパート・シンドローム」と呼ばれる症状も見られるようになりました。少ししか勉強をしていないのに、すぐに「自分はもう博士号レベルの知識を身につけ、すべてを理解することができた」などと信じてしまうのです。彼らは「自分には才能があり、特別な存在である」と信じて疑わないのです。

この自信過剰と過大な自己肯定感は、精神に影響を与え、多大なストレスを生み出します。他人の目を必要以上に気にしてしまい、失敗を恐れるようになります。

明白な自己肯定感を強く持ちすぎると、現実とのギャップに苦悩を引き起こし、人生のバランスを崩すことにつながります。人は誰もが弱さを持っており、失敗することがあるものです。ポジティブなことばかりに集中することで、ネガティブなものを見ないようにする生き方は、長くは続きません。

3　自己を知るステージ　Self-knowing

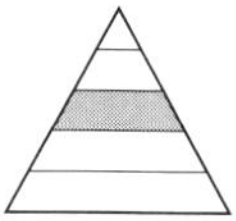

自分を知り、人生を内側から見つめる

人は第2ステージで自己肯定感を強め、自信をつけて「成功」と富を手に入れた後に、この「自己を知る」ステージにたどりつきます。がむしゃらに頑張り続けてきた結果、その先には幸せがないことを知ったり、健康を害したり、自分の今までの生き方に違和感を覚えたりするからです。

このステージにくると、人は自分自身を深く理解したいと願います。そしてあらゆる苦悩が、エゴセルフの存在によるものであると気づき始めるのです。

ここには、非常に「成功」した人々がたどりつきます。何十年にもわたり富を築き、名を残し、「成功」を収めてきた人々は、このステージに来て「人生の目的」と「人生の意義」を問い始めるのです。

また、信仰深くモラル的に正しさを貫いて生きてきた人々も、ここにたどりつきます。心の深い場所から生まれる充足感や幸福感を、探求し始めるからです。

この「自己を知る」ステージでは、人は自分自身を知り、自分の人生を内側から見つめることを求めます。なぜならば、外側の「成功」や富を得ることでは、苦悩の心を解消することができないと気づいたからです。そして「何が自分を不幸にさせているのか？」「何が自分を幸せにするのか？」、そして「なぜ自分はこのように考え、このように感じるのか？」と問い始めるのです。

このステージのエゴセルフは、苦悩を解消し、心の平穏さと幸福を見つけることにフォーカスします。私たちは、様々な形の苦悩を経験します。不安、怒り、悲しみ、嫉妬、悲哀、罪悪感……。苦悩とは、外側の状況とは別物です。お金がない状況で苦悩する人もいれば、お金はないけれど心豊かに生きている人もいます。裕福で快適な暮らしをしていて、幸せに感じている人もいれば、苦悩にどっぷり漬かっている人もいます。

本書で述べてきた通り、自分の思考と感情の変化に気がつかず、無意識に生きていることこそが、苦悩を長引かせます。エゴセルフが中心になった生き方こそが、苦悩を引き起こしているのです。その真理に気がつくことで、苦悩の中で永遠にもがき苦しむ生き方から抜け出し、心豊かに人生を歩んでいくことができるのです。

〔長所①〕自己認知力がつき、苦悩を解消できる

人はどのように考え、物事を感じるのかを、意識的には選んでいません。認知神経科学のデータによると、90％以上のメンタル・感情のプロセスは、無意識のうちに自動的に行われています。思考と感情は自動的に流れ、心の内面で起こることや、それによって引き起こされる行動のほとんどが、意識的な理解や洞察なしに自動的に行われているのです。

自分と向き合う練習をしている人は、自分の思考や感情がどのように習慣化されているのかを洞察する力がついています。「どうして今この感情を感じているのか」を理解することは、怒りや不安を解消することにつながり、冷静に判断することに役立ちます。

また恋愛でも、自分が何に対してワクワクしたり喜んだりするのかを理解することで、希望を抱きすぎたり、感情に流されて恋に溺れたりすることも防ぐことができます。つまり、自分を知ることで、初めて自分自身の人生と運命を、本当の意味でコントロールすることができるようになるのです。

このステージでは、知恵と賢い行動を必要とします。セルフ・エンパワメントとは違い、自分の思考を無理やり変えたり、心の状態を能動的に変えたりはしません。ここでは、エゴセルフによって作られた今までの思考のパターンに気がつき、真理の立会い人になるだけです。このような目撃者としての目を持ち、気づきを得ることで、何度も同じように繰

り返されてきた感情・思考・行動のパターンは、自然と変化していくのです。

〔長所②〕本当の意味での自信が生まれ、自分を強くさせる

苦悩の状態が解消されたとき、自然と心の中には平穏な状態が訪れ、頭はクリアに冴え、自分への思いやりの心が現れます。そして自然と感謝が湧き出てきます。ネガティブな感情との戦いは終わり、自分への優しさが生まれるのです。自分の強さも弱さも、落ち着いた心で受け入れることができるのです。これが本当の意味で自信をつけ、自分を強くさせることにつながります。

難しく考えなくていい

この自己を知る、あるいは自分の内面にある真理を深く観察するというのは、ただ知識や哲学を学び、論理的に思考のプロセスを解くといったものではありません。例えば、「怒りの底には不安があり、不安は自分の自己肯定感の欠如から来ている。自己肯定感の欠如は過去の経験から来ていて……」などと、頭で難しく論理的に考えるのではありません。

自分と向き合うときは、今あなたの頭の中でどのようなことが起こっているのかをシンプルに見ていきます。「そうか、私は不安を感じているんだ。自分よりも成果を上げてい

る友人と比べてしまっているからだ。友人に嫉妬も感じているんだ。だから、私は自信をなくしているのか」。このように、順序づけて、理解していけばいいだけなのです。

ここでは勇気と正直さが必要となります。人によっては、自分の心を開くことを恐れて、自分と向き合うのを嫌がる人もいます。ごちゃごちゃとマインド（頭）だけで定説を並べる人こそ、自分と向き合うことをしていないものです。

例えば、相手を巧みに操っている自分の姿や、自分中心に考えている自身の姿、あるいは寂しさを感じて生きている自分の姿なんて認めたくない、と感じる人は多いものです。大切なのは、自分の心を完全に開き、オープンにすることです。自分を守るためのガードをはずし、「私は○○でなければならない」などと決めつけず、平穏な心で自分自身をありのまま受け入れるのです。

頭でっかちにならないように

自己を知るステージは、自分を大きく変えることのできるプロセスです。ここには偽りはありません。しかし、これを「哲学」とだけ捉えてしまう、頭でっかちな人も見受けられます。深い哲学的な悟りだけを誇大化して、自分の欲望や自己中心的な行動を正当化するために使用するのです。はたから見ると、自己を知るためのプロセスにも見えますが、実際には自分自身に嘘をつき、自分自身を間違った方向へ導いていることもあるのです。

例えば、よく見られるのは、「正しいとか間違いっていうのはないんだ。すべては相対主義であって、本人がどう受け取るかどうかなのさ」と主張し、周りの迷惑を考えないような行動を正当化する人です。また、「これらは僕の感情じゃないんだ。人間のマインドが集合したコレクティブマインドが、自分に流れてきているだけなんだ」などと、高尚な思想をいとも簡単にさらりと語る人がいます。

しかし、このように哲学を高々と論議することで、どのようにして自分の中に平穏さをもたらすことができるというのでしょうか。このような自己正当化、あるいは表面的に哲学化されているものと、真の「自己を知る」ステージは似ていますが、実はまったく違うものです。あまりに似ているので、そのような論争をしている本人も、どちらをやっているのか分からなくなっているのかもしれません。ですから、自分が内面の真理を知り、自己変容を遂げるための道を進んでいるのか、それとも自分自身を偽りの哲学へ導いてしまっているのかは、私たちが自分で見極めていく必要があるのです。

ではここで、自分自身に尋ねてみてください。気づきをノートに書き留めましょう。

●何か問題に直面したとき、自分がよく行きつく感情とはどのようなものでしょうか。怒り、悲しみ、イライラした心、がっかりした心、あきらめの心。不安を感じたり、自分自身を疑ったり、自己肯定感を失ってしまったりすることはあるでしょうか。普段どのような感情を経験しているでしょうか。

●この感情を感じているこの経験そのものを、優しさと平和な心をもって観察します。どのような言葉を相手に対して、そして自分に対して投げかけているでしょうか。

4　セルフ・トランセンデンスのステージ　Self-transcendence

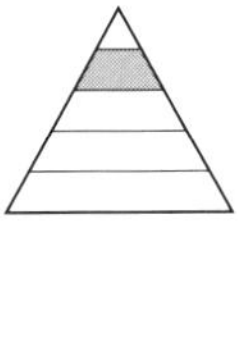

「今」に意識が置かれていて、穏やかな幸福感がある

今までの1から3までのステージは、モラルについて、自信をつけることについて、あるいは自分の苦悩を解消することなど、すべてが自分個人についてのワークでした。

4番目のステージはセルフ・トランセンデンスという段階で、自分個人を超えたステージです。限りのある、「周りのものとは別物」と捉えられているエゴセルフから、際限のない、広がりのある、「すべては1つ」という経験を求めるようになります。

このステージでは、エゴセルフは広がりを見せるコンシャスネスを経験することにフォーカスしています。ここにはつながりがあり、「すべては1つ」という感覚があり、時間が存在せず、幸福感があります。

皆さんも、好きなことをしているときに、少しだけ似たような経験をしたことがあるかもしれません。例えば、ライブなどで音楽に身をゆだねているときを想像してください。音や光の中、まるで自分が周りに溶けてしまったかのような感覚になると思います。その瞬間、時間は存在せず、落ち着きのなさやイライラ感もなく、「つまらない」と感じることもありません。「何かをやり遂げなければならない」という感覚もありません。かと言って、何もしていないということでもありません。「集中しよう」と努力しているわけでもありません。自然と物事に集中していて、楽な形で自然に行われている感覚です。これは禅のエッセンスでもあります。自然発生するものであり、最上の幸福感があり、「今」に意識が置かれている状態です。

このような瞬間、広大な無限を感じます。これらの感覚を「トランセンデンスの経験」あるいは「エンライトメントの経験」と言います。

今までとは違った世の中の見方をするようになる

トランセンデンスを経験した後は、経験する前のような世界観を持たなくなります。まったく違う目ですべてを捉え始めます。普段私たちは限られた知的能力を使い、エゴセルフの狭い範囲内で物事を理解しています。「エゴセルフ」を基にした解決法は、私たちが見たいものや、自分のエゴセルフが受け入れるようなものしか出てきません。しかし、トランセンデンスを経験し、私たちが人生に起こる様々な問題を、深い超越した心の状態から見ることで、根本的に新しい視野から物事を捉えることができるようになるのです。

これは例えるなら、鷹が空から下を見下ろしているような感覚です。今までは下から見た世界観だったのに、一度「超越する」経験を持てば、空から見下ろしているような大きな世界観で物事を捉え、意思決定ができるようになります。そこからは、今までとは違う観点から生まれたクリエイティブなアイデアや解決方法が導き出され、周りの幸せをも含めた決断をすることができます。自分のエゴセルフを満足させるだけの解決方法とは、まったく違ったものになるのです。

様々なセルフ・トランセンデンスの経験

この「超越する」トランセンデンスの経験というのは、哲学者や精神修行者のみが経験するものではありません。トランセンデンスは、長時間のメディテーションや座禅をした後に経験することが多いですが、それ以外でも経験することがあります。

例えば、NASAの宇宙飛行士であるウィリアム・アンダースさんは、月から深く青い色の地球を眺めたとき、畏敬の念と感動と共に、全宇宙すべてとの一体感を感じたと報告しています。自分（セルフ）を超えて、人類すら超越した景色を目の当たりにしたとき、根本的に物事の見方が変わるのです。多くの宇宙飛行士にインタビューしたフランク・ホワイトさんはこの経験による心理的な変化を「オーバービュー・エフェクト（Overview Effect）」として初めて提唱し、「感嘆と畏敬の念を伴った本質的な変容の経験であり、自然との一体化、トランセンデンス、そして宇宙と一体化する経験」であると説明しています。

他にも、海深く潜るダイバーも同じような経験をします。静かな深い海の世界において、海の生き物も、水も、自分も、すべては1つであり、自分の身体が溶けてしまったかのような一体感を経験します。そこには深い感動と共に、壮大な自然に身をゆだねることのできる深い安心感があるのです。

実際に私（ナミ）は、3回目のインド訪問で修行をして10日目、8時間にわたる瞑想をした後に、トランセンデンスを経験しました。ふと気がつくと、今までとまったく同じ風景が、急に鮮明な色彩を帯び、植物の色や空の色、海の色がビビッドカラーに映えているのです。花の周りを飛んでいる蜂の動きが、ゆっくりと捉えられました。飛び立つ鳥の羽ばたきが、スローモーションに見えるのです。夕焼けを目の当たりにして、オレンジ色の光の中で、壮大な海を目の前に佇んだそのとき、大粒の涙が頬を流れていきました。非常に深い喜びと感謝の心があふれ出し、慈悲の心がそこにありました。私はすべてをゆだねられる、大きな力に支えられているのを感じました。

感覚的に言うと、「フェンス（垣根）」を越えたような瞬間でした。フェンスを越える前はそんな世界があったことすら知りませんでした。しかし一度このフェンスを越えてコンシャスネスの壮大さを垣間見ることで、もう元の世界の見方はしなくなります。まるでトランセンデンスを経験する前は、サングラスをかけて過ごしていた世界。でもフェンスを越えた瞬間、サングラスを取ってありのままの世界を捉えることができるようになったという感覚です。そしてこの瞬間、コンシャスネスと自分は一体であることを体験するのです。

コンシャスネスの学びを深めるためには、このようなトランセンデンスの経験がとても大きな助けとなります。体験をすることで、コンシャスネスの本質を「知る」ことになるのです。

「潜在的な自己肯定感」を強める

人はセルフ・トランセンデンスを体験することで、辛い過去の傷を癒すことができます。そして平穏な心で、過去の出来事と向き合うことができるようになります。これは自分のエゴセルフが非常に弱くなっている状態、あるいはエゴセルフが存在していない状態だからです。エゴセルフがないから、何かに「しがみつく」ことが不可能なのです。

今までは辛い過去を思い出すときに痛みが伴ったり、怒りが湧き出てきたりしていたものが、トランセンデンスを経験した後は、平穏な心ですべてを受け入れることができるようになります。「慈悲の心」が生まれ、「すべては1つ」という感覚が生まれます。最も揺るぎのない形の潜在的な自己肯定感と自信はここから生まれます。知恵と内面の平穏さによって、恐れの心はなくなるのです。

潜在的な自己肯定感があるとき、人生は希望にあふれ、特定の理由がなくても生きる意義を見出すことができます。ただシンプルに桜の木の下に佇み、満開の桜の花を眺めながら「人生はなんて美しく、完全なのだろう」と感じることができます。

しかし、特定の理由がなくても生きる意義を見出すからといって、富を求めることをやめなければならないとか、俗世から離れなければならないと言っているのではありません。常に何かに追われているような感覚がなくなるということです。何をしても楽しむことができ、細かいところに意識を向けることができるようになり、自分の最高の状態で物事に取り組める状態なのです。

また、自然と他人を助けたい、社会に貢献したいと思う心が出てきます。社会にとって素晴らしい人間を創造することができるのです。

永遠にトランセンデンスの状態に留まることはできない

このトランセンデンスの経験は、何千年にもわたり人類を魅了してきたものです。どの古代文明社会でも、人々は様々なメソッドを使い、身体とマインドを超えるトランセンデンスの方法を模索をしてきました。トランセンデンスの状態のとき、エゴセルフはその間だけ一時的になくなります。その瞬間、人は無限大のコンシャスネスとはどのようなものなのか、というものを一瞬だけ知ることができるのです。しかし、エゴセルフはしばらくすると戻ってきます。それがために、また人はエゴセルフの存在しない世界を経験したい、と思うのです。このエゴセルフがなくなり、そしてまた戻ってくるというサイクルを何度か繰り返した後、次のステージであるセルフ・リアリゼーションという域に到達します。

しかし人によっては、このセルフ・リアリゼーションの域に到達せずに、このトランセンデンスの状態とエゴセルフの間を行ったり来たりすることに、病みつきになることもあります。この平和で深いつながりをもたらす素晴らしい感覚は、何事にも代えがたい経験です。だから人によっては、幻覚作用のあるドラッグの代わりとして使用したり、間違った形で利用したりする人も現れるのです。ときには、俗世を捨ててスピリチュアルな道に没頭する人も出てきます。精神修行の団体やカルト宗教によっては、トランセンデンスの状態を求めるという人間の欲求を利用しており、メディテーションによってその領域に到達し、永遠に留まることができると約束する団体さえあります。このような団体に依存してしまうと、大金を支払ったり、家庭を犠牲にしてしまったりすることもあるのです。

だからこそ、1つ前の自己を知るステージで自分と向き合い、知恵を学んでいくことが大切です。まず知っておかなければならないのは、人はこのトランセンデンスの状態に行ったり、戻ってきたりすることはできても、永遠にトランセンデンスの状態に留まることは不可能であるということです。常に知恵を使い、メディテーションの訓練をすることで、この頻度を上げることは可能です。トランセンデンスの状態にいる感覚が長くなることもあるでしょう。そしてこの非常に強烈な状態が鎮まった後でも、心の中に喜びや平穏さをもたらし、自分はすでに完全であるという感覚を残すことができるのです。

自己を成長させていくことは旅と同じで、少しずつ素晴らしいものを身につけていくプロセスです。ということは、この旅の途中で「完璧にマスターしたから、もう学ぶことは何もない」というように、到達するものではありません。この精神の旅の美しいところは、永遠に成長し、永遠に学ぶことができる、という点でしょう。

ではここで、自分自身に尋ねてみましょう。

●今まで紹介した4つのステージのうち、自分がどの段階にいるのか、考えてみてください。自己昇華&自己鍛錬、あるいはセルフ・エンパワメントでしょうか。それとも自己を知るステージ、あるいはセルフ・トランセンデンスのステージまで来ているのでしょうか。

●これまでに、潜在的な自己肯定を感じたことはありますか？　これと言って理由もないけれども、大きな安心感の中で「自分は大丈夫だ」と感じた体験はあるでしょうか。希望にあふれ、特定の理由がなくても生きる意義を見出すことができた瞬間はありませんでしたか。気づきがあった人は、ノートに書き出していきます。

最後に、5番目のステージをここに書き留めていきたいと思います。

5 セルフ・リアリゼーションのステージ Self-Realization

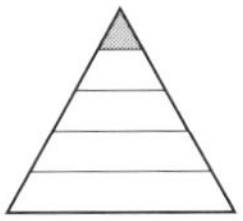

セルフの定義が変わる

このステージではセルフ（SELF）という定義が完全に変わります。これまでの4つのステージでセルフというとき、私たちはエゴセルフのことを指していました。このエゴセルフというのは「自分＝BODY」「自分＝過去」「自分＝状況」やシチュエーションといった、まやかしである認識の自分自身を作り上げていました。この限りのあるエゴセルフが、苦悩を経験したり、興奮したり、失敗を悔しがったり、幸せな心を感じたりしていました。エゴセルフは様々な場面で分裂を作り、人生に起こり得る様々な出来事を「悲しみと喜び」「自分と他人」「内側と外側」「良いことと悪いこと」「正しいことと間違っていること」「したいのか、したくないのか」「名誉と不名誉」などと、二極の側面をもって捉えます。私たちは長い間、無意識のうちに、このエゴセルフによる二極性と分裂のもとで物事を捉えてきたのです。

しかしこれまで説明してきた通り、本来「自分」とは身体、過去、感情、考え、あるいは状況やシチュエーションに限られたものではありません。このステージであるセルフ・リアリゼーションの領域へ達すると、私たちは際限のないコンシャスネスの本質を知ることができます。そして私たちは人間の行動や経験が、まるで大きなコンシャスネスの海に押し寄せては引いていく波のようであると感じます。

エゴセルフと際限のないコンシャスネス

古いインドの書物「ウパニシャッド」では、エゴセルフとコンシャスネスのことを二羽の鳥に例えて説明しています。一羽は小さな鳥で、木の枝から枝へぴょんぴょん飛び跳ねながら忙しそうに餌をついばんでいます。甘い実もあれば酸っぱい実もあり、せわしなく動き回っています。もう一羽は大きな鳥で、静かにじっと小さな鳥が飛び回っている様子を上から見ています。

小さな鳥が限りのあるエゴセルフであり、悲しみと喜び、成功と失敗、出会いと別れの経験を行ったり来たりしながら、飛び回っているのです。それに対して、大きな鳥は際限のないコンシャスネスを表しており、静かにすべての物事を見ているだけです。喜びに流されもしなければ、痛みに溺れることもない。成功に興奮するのでもなければ、失敗に屈辱を感じるのでもない。コンシャスネスはこの上なく幸福な状態で、際限もなく、宇宙全体とつながっています。そして私たちはコンシャスネスなのです。私たちは生と死という二次元の錯覚を生むようなエゴセルフではありません。あなたは死ぬこともなければ生まれることもない、永遠で幸福なコンシャスネスです。私たちの本質を完全に理解することができたとき、それがセルフ・リアリゼーションの境地と言えるでしょう。

私たちが静寂な心で、この大きな鳥のようにすべての目撃者になっているとき、私たちは「しないこと（Non-Doership）」を経験します。もしかすると今皆さんの中で「うまく経営をしなくては」とか、「どのようにしたらうまくメディテーションをすることができるのか」とか、「どのようにしたらパートナーとのいざこざを解消することができるのか」などと考えているかもしれません。でもこのように考えている「自分」とはエゴセルフのことを指しています。

一方セルフ・リアリゼーションの領域へ達すると、この自分の中にエゴセルフは存在しません。私たちはもはや「する人」「考える人」「勝つ人」「愛する人」「嫌う人」ではなく、「しない」というスタンスでいる状態になります。**この「する」というのはエゴセルフによるものであり、このエゴセルフが完全になくなることで「しなく」なるのです。**

そのとき私たちは、人生を自動的なプロセスとして見ることができるでしょう。まるで宇宙全体が自分の身体とマインドを流れていくような感覚を得ることができます。

そして私たちは、ただ目撃しているだけ。生きることが楽なプロセスになります。つながりは自然と生まれ、すべての物事は楽に流れるようになります。自然と会うべき人に会い、問題に直面したときには、自然とベストな決断をしていくことができるのです。

そんなとき、人生は奇跡の連続であると感じるでしょう。

このセルフ・リアリゼーションとはたまたま起きる出来事であり、誰かが何かを「する」ことでこのステージに到達するのではありません。

しかし、他のステージを経ていくこと、特に自分自身を知り、トランセンデンスの領域を経験していくことで、少しずつエゴセルフが消滅していき、突然このリアリゼーションの領域を経験するのです。「到達しよう」と思えば思うほどエゴセルフの「する」というのが大きくなって邪魔をすることになり、かえって逆効果なのです。

そこで言えるのは、ただ私たちは心をオープンにし、常に受け入れることを忘れず、「いつかそのときが来る」という感じでリラックスしていることが大切だということです。まずは、メディテーションを通してマインドと身体を整え、苦悩があるときは自分と向き合い、解消することです。この自分を磨く旅をしていると、ある日プレゼントのようにセルフ・リアリゼーションの瞬間がくるかもしれません。

まとめ

Lesson 11
心を磨く5つのステージ

難易度 ★★★★★

心を磨く５つのステージ

①自己昇華＆自己鍛錬のステージ
- 善悪で考え、権力者に判断を委ねるステージ
- ルールや規律で自分をコントロールし、「正しい人」を作り出す
- このステージでは、エゴセルフはモラルと正しさを追い求める

②セルフ・エンパワメント
- 自分で自分の人生を決めていくというスタンスをとる
- アファメーションによる明白な自己肯定感を強調する
- 短期的に結果を出すことには長けているが、長期的な幸せは生まれない

③自己を知るステージ
- 苦悩の正体は自分の内側にあることに気づけるようになる
- 苦悩は自分で解消し、心の平穏さと幸福を見つけることにフォーカスする

④セルフ・トランセンデンスのステージ
- 「今ここ」に意識があり、集中できている
- 穏やかな幸福感がある
- 大きな視点で物事を捉えられるようになる
- 何かに追われているような感覚から解放される
- 誰かの力になりたい、という貢献心が自然と芽生えてくる

⑤セルフ・リアリゼーションのステージ
- エゴセルフが存在せず、「しないこと（Non-doership）」という境地へ立つ

※この最終章は「よくわからない！」「難しい！」と感じた人も多いと思います。しかし、今は理解できなくても構いません。それぞれのステージは「目指す」ものではなく、「気がついたら、いつの間にかこのステージにきていた」と実感するようなものです。そのような指針として、時々、読み直してみてください。

おわりに——これからコンシャスリーダーになる皆さんへ

11のレッスンを通して、コンシャスネスについて様々な面から学んできました。いかがでしたでしょうか？

本書では、仕事の問題からプライベートの問題まで、心の迷いを解消する上で必要となるコンシャスネスの知恵を、細胞のような小さな観点から壮大な宇宙の観点まで広げながらご紹介してきました。お読みになった皆さんは、もう今までのように、がむしゃらに「成功」を追い求めるような生き方ではなく、自分を飛躍させることのできる生き方のためにどうすればよいのか、ヒントを得られたのではないでしょうか。幸せな人生を構築するために、自分の心と向き合うことがいかに不可欠かということも、ご理解いただいたかと思います。

私たちは、これまで「多くのものを得ること」「勝つこと」「頑張り続けること」を「成長」だと思いこまされ、生きてきたのではないでしょうか。時に「本当はそうじゃない」という心の声が聞こえても、日本人特有の同調圧力の中で、なんとなく周りに合わせて、みんなに評価されるように、頑張ることが多かったのではないでしょうか。

新型コロナウイルス感染症の影響で誰もが人生の方向性を変える必要がある中、今まさに真の価値観が問われているような気がします。

昨日までは「スゴい」とはやし立てられていたことが、一変して非難され廃れることになったり、大切なものを想定外の出来事で失ってしまったり、愛する人の突然の死に直面し、人生は流れゆくものであることを実感せざるをえない時代になってきています。「すべては流れゆくものとして生きていく」というのは、筆者の私たちにとっても、非常に大きなコンシャスネスの学びの一つです。

人生の中で「素晴らしい」「最高だ」と思える出逢いがあっても、それが日常になると、つい私たちはその存在が「当たり前」だと思ってしまいます。そして、失ったときにその大切さを痛感し、大切にできていなかったことを後悔する……、そういうことは、私たちも含めて、皆さまも一度や二度、経験されたことがあるのではないでしょうか。美しいものこそ儚いということ。それは、日本古来から受け継がれる「美学」の一つでもあります。

そうしたことも踏まえつつ、「今を大切に、今を生きる」という学びに通ずることが、このコンシャスネスなのだと感じています。

目に見えない、触れることができない、この「コンシャスネス」を、書籍というツールによってお伝えすることは、私たちにとってもチャレンジでした。きっとまだ頭の中にいくつかのクエスチョンマークが立っている方も多いでしょう。書籍で書ききれなかった部分などを補足したり、質問にお答えしたりする機会を、少しずつでも増やしていこうと考えています。また、私たちの活動はWEBページでも随時更新していますので、ぜひ皆さんの学びの参考になれば幸いです。ご感想や些細なご質問も喜んでお受けしていきます。

今まで私たちが出逢わせていただいたすべての方とのご縁、時には心が震えるような感動を経験させていただいた、すべての出来事の流れでの中で生まれたこの書籍を、こうして手に取っていただけていることに、あらためて感謝いたします。

特に出版に際して、お世話になったサンガの皆さま、私たちを育てて下さった先生、先輩方、また、2019年から日本でも活動を始めた「心の授業」に参加して下さった皆様に、重ねて感謝申し上げます。

皆様が心穏やかに日々を過ごせますように。一人でも多くの方の苦悩を解消できますように。そんな願いを込めて、今までお話しさせていただいた方々とのエピソードを思い返しながら書き綴った今回の書籍。そのプロセスがまた、私たち自身の中で大きな気づきを得ることができた貴重な経験となったことにも感謝いたします。

どんなに辛いときでも、まずは勇気を出して自分と向き合ってみてください。そしてこの本を手に取って下さったあなたと、あなたの大切な方が心穏やかに日々を過ごすヒントになりますように――。

最後になりましたが、サンガの故島影透前社長とのご縁なしに、この本が世の中の皆様の手に渡ることはありませんでした。本書の執筆をしている最中の2020年7月に急逝され、残念ながらこの本が書店に並べられる様子を彼に見せることは叶いませんでした。最後の瞬間まで自身のオフィスで仕事をしていた、書籍を愛する彼にこの本を捧げます。

あの日、東京のオフィスで、彼が子供のような目で一緒に語った夢、「日本を元気にしよう」という熱い想いを、皆様に少しでも感じていただけたら幸いです。

Nami Barden
河合克仁
Krishnaraj

■コンシャスリーダーシップ オフィシャルサイト
https://kokoronojyugyo.com/

■質問・感想などがございましたら、お気軽にメッセージをお送りください。
blog@activista.co.jp

〈11 ~ 20 個当てはまった人〉

「成功」を追い求めて努力しているはずなのに、なかなか物事が思うように進まない、と感じているのではないでしょうか。自分の能力を最大限に生かし、素晴らしい人生を築いていくには、まず自分自身の心の動きに注目してみてください。本書を読み進めていくとき、気づきがあればぜひメモをしてみてください。物事を理解する上できっと助けになることでしょう。

〈21 個以上当てはまった人〉

不安に駆られたり、なかなか自分の能力が発揮されていないと感じたりしながら、毎日を過ごしているのではないでしょうか。まずは１つの「気づき」を得ていくことから始めます。ひとつひとつの物事を理解し、自分の内面で起こっていることに気がついていくことが、幸せな暮らしをする第一歩です。初めはなかなかうまく行かないこともありますが、ぜひ本書を読み進めてみてください。まずは本書で紹介されているいくつかの知恵を、ご自身の経験と照らし合わせてみてください。自分の経験と照らし合わせて、関連付けて考えることで、「ああ、そう言えば、ここで述べられていることは、自分のあのときの経験と似ているな」というように、理解しやすくなるはずです。このように「気づき」を得ることの積み重ねが、心を磨く第一歩となります。

診断結果

〈1～5つ当てはまった人〉

あなたは、すでにコンシャスリーダーとしての人生を歩み始めています。毎日を意識的に生きることを心がけており、何を食べるのか、何をするのか、どのような行動をするのが最適なのか、自分の心の中にどのようなことが起こっているのかと、常日頃から気をつけて行動しているのではないでしょうか。本書では、コンシャスネスの学びを詳しく紹介していますが、ご自身が今まで習得されてきた数々の学びと照らし合わせながら、楽しく読み進めてみてください。

〈6～10個当てはまった人〉

努力を惜しまずに、頑張ってきた方が多いのではないかと思います。ある程度の「成功」を収めることができているのではないでしょうか。心を磨き、さらに飛躍をするためには、ネガティブな感情に惑わされず、物事を「ありのまま」見据え、決断していく能力が必要となります。本書を読み進めていくことで、今までの学びにはなかったコンセプトをたくさん習得することができるでしょう。また、知恵を学ぶだけでなく、同時にメディテーションを習慣づけることで、さらに素晴らしい人生を築き上げることができるはずです。

- □ 19. 頑張りすぎて疲れてしまう。
- □ 20. パートナーとうまくいっていない。
- □ 21. 家族との関係がぎこちない。
- □ 22. 両親と話すと、だんだんイライラしてくる。
- □ 23. 自分の部屋はごちゃごちゃしているほうだ。
- □ 24. もっとできるはずなのに、自分の可能性が発揮できていないと思う。
- □ 25. 過去にあった出来事から抜け出せないでいる。
- □ 26. 暇になるとついスマホに手が出る。
- □ 27. マルチタスクをしていないと、時間を損した気分になる。
- □ 28. つい他人を批判したり、見下したりしてしまう。
- □ 29. 自分に対して厳しいほうだ。
- □ 30. 常に人の輪の中に入っていたいと思う。
- □ 31. 集中できない。
- □ 32. 忙しすぎて自分の好きなことができていないと感じる。
- □ 33. 数多くの女性（男性）と身体の関係を持ちたいが、心の葛藤に苦しんでいる。
- □ 34. 無意識にタバコを吸っていることが多い。
- □ 35. 添加物の多いスナック菓子や食べ物を口にすることが多い。
- □ 36. ついキレてしまうことがある。
- □ 37. 将来に希望を見出せない。
- □ 38. 「人からどう見られるか」を気にして洋服を選ぶことが多い。
- □ 39. ついていないと感じることが多い。
- □ 40. 人と会うと疲れてしまう。

コンシャスリーダー診断チェック

Awareness Diagnosis Testing

https://samgha.co.jp/qrlink/adt/

皆さんは今の時点で、どのくらい意識的に生きているでしょうか。次の40個のリストのうち、当てはまるものにチェックを入れて、数えてください。次のページに診断結果がありますので、日々の生活の参考にしてみてください。

また、QRコードからオンラインで診断することもできますので、日々の状態のチェックとして活用してください。

□ 1．人との関係がうまくいかなくなることが多い。
□ 2．「成功」しても長続きしない。
□ 3．つい食べすぎたり、飲みすぎたりしてしまう。
□ 4．「体重を減らさなきゃ」「運動しなきゃ」と思うけどなかなかうまくいかない。
□ 5．幸せを実感できない。
□ 6．ネガティブな感情を感じることが多い。
□ 7．相手と心を通わせることができない。
□ 8．自分さえ耐えればいいや、と思うときがある。欲望や感情を押し込めてしまうことが多い。
□ 9．常にストレスを感じている。
□ 10．努力をしているのに、なかなか認められない。
□ 11．やる気がでない。鬱っぽくなることがある。
□ 12．朝起きてもすっきりしない。
□ 13．常に周りと比較してしまう。
□ 14．いつも何かに追われている感覚がある。
□ 15．常に不安を感じる 。
□ 16．最近よくイライラする。
□ 17．なかなか思い切って一歩が踏み出せない。
□ 18．どちらかというと優柔不断である。

か、もし似たような出来事が起きたとき、何をどのように変えていくことができるでしょうか。

- あなたのしたことはすべて正しい行動で、あのとき与えられた情報の中で最適な判断をしていたということもあり得るでしょう。私たち人間がコントロールできないような、想像ができないような物事が起こることもあるのです。
- 平穏な心をもって、私たちの無力さをも受け止めてください。私たちはすべてをコントロールすることはできず、すべての問題を防ぐことはできないのです。
- 私たち人間がコントロールできるのは、ほんの一部だけにすぎません。この世の中に存在する数多くの要因は、私たちがコントロールできるものではないのです。私たちにできることはやっていくこと。そして、前進するのみです。
- 今の状況は永遠に続くものではありません。**すべてのことを流れゆくもの**として見てください。永遠なる偉大なコンシャスネスの中では、失敗も失った経験も過程にしかすぎません。コンシャスネスを壮大な海と例えるならば、これらの辛い経験は引き押し寄せる波のようなものです。失敗も、失った経験も、この波のように押しては引き、去っていくものなのです。秋から冬になり、そしてまた春が来るように、あなたの人生にもまた春がやってきます。

化があったでしょうか。ネガティブな感情を避けようとして生きてきたでしょうか。どのような気持ちだったか、ありのまま受け入れることはできたでしょうか。ゆっくりと呼吸し、どのような気持ちの変化があったか、見つめます。

- **「なぜ」という質問に執着**はしていなかったでしょうか。「なぜこれが自分に起きてしまったのか」、「なぜこのようなことになったのか」と失敗した原因を探して時間を浪費してはいなかったでしょうか。
- あるいは失敗した状況と自分を重ね合わせて見てはいなかったでしょうか。失敗した経験に自分自身のアイデンティティーを見出していなかったでしょうか。
- 今の苦しい状況がこのまま永遠に続くと考えてはいなかったでしょうか。
- 心の中に起こっている執着をひとつひとつ観察していきます。頭の中でどのようなことを考えているのか、ひとつひとつの思考を見ていきます。
- あなたの**心の中の感情や思考を、ありのままに見つめる**ことができたとき、あなたの心の中に平穏さは生まれていますか。この心の状態で、あらためて何があったのか、大きな視野から見つめることはできるでしょうか。この出来事により、どのような学びを得ることができたでしょうか。「非難」から「責任」に意識を変えていきます。自分や他人を非難したり、状況を非難したりするのではなく、責任を持つことに意識を置き換えていきます。自分の決断、自分がした行動のどの部分が良くなかったのでしょうか。いつ

癒しのメディテーション
（所要時間25分）

もし皆さんの中で、**何かを失ったことで痛みを感じている**人は、ぜひこれからご紹介する**「癒しのメディテーション」**を試してみてください。今現在、何か大きなことに直面して不安を感じている方、何かの問題で苦悩している方は特に助けになるでしょう。

また、傷ついたときや、自信をなくしているとき、心に迷いがあるときなど、心の葛藤を鎮めるときに利用していただけると効果的です。

- 身体を楽にして座り、目を閉じます。呼吸をゆっくりとしたペースに整えていきます。深く10回呼吸します。呼吸の動きに意識を集中させます。息を吐くたびに、身体全体がリラックスしていきます。
- 失敗した経験、あるいは何かを失って辛い思いをした経験を思い起こします。この出来事を考えたとき、どのような感情が湧き上がってくるでしょうか。怒りや悲しみ、悔しい思いなどがあるでしょうか。これらの感情を見つめていきます。そのときの状況を頭で分析したり、正当化したりする必要はありません。あなたのハートの中にどのような変化があるのかを感じます。
- この出来事があった後、あなたの心の中にはどのような変

● 暖かな光に包まれながら、夢を描きます。明るく幸せそうに暮らしている自分や家族の姿を想像します。この人生でどのようなことをやり遂げたいのか、どのような人々に囲まれて過ごしたいのか、人生のビジョンをここに描きます。
● 用意のできた方から目を開けてください。

勇気のメディテーション

（所要時間10分）

これは毎朝行うメディテーションとしてお勧めです。これからの人生で飛躍するために、**ビジョンを作ることができる**ように構成されています。また、いかに様々な人に支えられながら生きているのかということを再確認でき、勇気づけられるメディテーションです。

- 座って目を閉じます。深い呼吸を10回、ゆっくりと行います。
- 目を閉じたまま、あなたの一番愛している人をイメージします。その方があなたの右側に佇《たたず》み、優しく微笑んでいるのを想像します。
- 次に、あなたの2番目に大切な人を思い浮かべます。その方があなたの左側に佇み、優しく見守ってくれているのを感じてください。
- 次に、家族、友人、先生など、今までにあなたのことを支えてくれた人々を思い浮かべます。できる限り多くの人を思い浮かべます。皆があなたの後ろで、あなたを優しく見守り、支えていることを想像してください。
- この優しさの中で、あなたの心がだんだんと温かくなるのを感じてください。その温かさは光となってあなたを包みます。

ョンにトライする人は、まずは２つのルールを守ってやってみてください。

１つは目を閉じること。もう１つは背筋を立てることです。手の形はこうして、指の形はこうして、背骨はピンと、足は胡坐をかく……など難しいことは考えなくて結構です。シンプルに「目を閉じて、座る」だけです。寝たままではうまくいきません。

特に初めてやる人は、身体が楽であることが大切です。膝に鋭い痛みを感じたり、腰に鈍い痛みを感じてしまうのであれば、床ではなく椅子に座ってみたり、あるいはクッションや枕を利用し、背中をサポートするなどして、工夫をしてみましょう。「痛いからできない」とならないようにしてください。まずは習慣づけるために、「背骨を起こす形なら何でもオッケー」と考えてください。

ここでは２つのメディテーションをご紹介します。ガイダンス付きのビデオはQRコードからアクセスしてください。まずはガイダンスに従って身をゆだねてみてください。どちらのメディテーションも10分で終わるようになっているので、忙しい人にもお勧めです。

https://kokoronojyugyo.com/meditation/

メディテーション

メディテーション（瞑想）は**自分のマインドと身体を整える**ためにも、自分の人生への投資として行ってください。世界中のリーダーたちは、すでにマインドフルネスなどを通して実行しています。私たちひとりひとりが、自分の人生を引っ張っていくリーダーとして、自分へ投資する時間です。

初心者であれば、まずは**1日10分**から始めてください。毎日行うことが大切であり、「頑張って30分やってみたけど、三日坊主で終わってしまった」ということでは意味がありません。素晴らしい人生を送るためには、マインドと身体を整えるという、メンテナンスが必要です。そして、1日をいい心の状態で始めるためにも、朝にメディテーションをしてください。

この1日10分のメディテーションに慣れてきたら、10分だけ、と制限を決めずに、そのうち自分で「もういいかな」という感覚があるまで、座れるようになります。日によって異なりますが、およそ20分から30分くらいが毎日のメディテーションとして、ほどよい時間であることが多いです。しかし、これは30分できたからすごい、40分できたからすごい、という目標設定ではありません。まずは1日10分を習慣づけること。そしてそのうち10分以上、自然と座っていられるようになるということです。

もしすでにご自身の大好きなメディテーションの方法があるならば、それをぜひ続けてください。初めてメディテーシ

〔付録〕

実践メソッド

著者プロフィール

Nami Barden（ナミ・バーデン）

プロのバレエダンサーになることを目指し、17歳の時にモナコのプリンセスグレースバレエアカデミーに留学し、その後パリの日仏芸術舞踊学校へ。20歳で人生の方向転換を決意し、アメリカの大学に進学。米国コロラド州のフォートルイス大学のビジネス専攻を首席で卒業する。東京の外資系企業で働いたのち、ハワイのリテール企業に就職。結婚と出産を経て、夫の投資系会社と不動産系会社の業務を手伝う傍ら、2015年から2018年まで数回にわたりインドのチェンナイにてメディテーション＆コンシャスネスの学びを習得。コンシャスネス講師＆カウンセラーとして活動を始める。2018年12月『世界中の億万長者がたどりつく「心」の授業』（河合克仁氏との共著、すばる舎）を著作。2019年1月インドのヨガの聖地リシュケシュにてヨガ哲学＆コンシャスネスについて学び、ヨガアライアンス認定200時間講師資格を習得。現在は「意識的（コンシャス）に生きる方法」を広めるべく、経営者、弁護士、アスリート、芸術家、主婦、学生、病院の患者など、世界中のクライアントを対象にセミナーや著作活動、個人カウンセリングを行っている。

河合克仁（かわい・かつひと）

愛知県豊橋市生まれ。2006年に筑波大学体育専門学群卒業後、人材教育コンサルティング企業に入社。営業・コンサルタントとして、歴代最高の営業記録樹立をはじめ、社長賞、MVPなどの社内表彰も多数。2014年に独立。価値観が多様化する現代で活躍する真のリーダー育成を目指す、株式会社アクティビスタを設立し、代表取締役に就任。世界最先端の教育を日本のリーダーに届けることをミッションとし、グローバル企業から100年企業向けの組織開発支援や、中高校生向けのキャリアキャンプといった人財開発支援に情熱を注ぐ。2015年より筑波大学で非常勤講師としてキャリア教育の授業を担当。また、2016年からは内閣府地域活性化伝道師に就任し、企業と連携して人材採用や育成を通した地方創生の活動も推進。国内外で活躍の場を広げている。

Krishnaraj（クリシャナラジ）

インド生まれ。自身が体験したスピリチュアルな体験をきっかけに、16歳のときに修行僧になることを決意。精神哲学やメディテーションの学びを通し、コンシャスネスの力を開花させることに専念する。その後24年間にわたり、インド国内だけでなく、韓国、イギリス、アイルランド、ブラジル、フィジー共和国、日本、その他ヨーロッパ諸国など、世界各地でメディテーション・リトリートセミナーの講師として活動する。その後独立し、トーマス・エジソン州大学より心理学の学士号を取得。現在は心理学の修士課程で研究を続けながら、コンシャスネス・デベロップメントの分野で、メディテーション＆インテグラル・ウェルビーイングのエキスパートとして、グローバルに活躍している。人々の心の中に平穏さ、充足感、心のつながりを見出し、貢献の意欲を育てることの手助けをしている。メディテーションがどのようにマインド・ボディー・コンシャスネスに影響を与えるのかという科学的リサーチと、古来の知恵と現代科学の視点を交えて分かりやすく伝えるスタイルは、全世界の人々に愛されている。

世界のエリートが実践する
心を磨く11のレッスン

2020年11月1日　第1刷発行

著者　Nami Barden ／河合克仁／ Krishnaraj

発行者　島影由美子

発行所　株式会社サンガ

〒101-0052　東京都千代田区神田小川町3-28
電話　03-6273-2181
FAX　03-6273-2182
ホームページ　http://www.samgha.co.jp/
郵便振替　02230-0-49885（株）サンガ

印刷・製本　株式会社シナノ

Printed in Japan.
ISBN978-4-86564-176-9